智慧先锋·健康人生丛书

金牌月嫂护理全书

主　编：金圣荣

编　者：(以姓氏笔画为序)

王　伟	王会琢	王　彦	尹亚东
孔德鹏	田丽萍	刘文婷	刘　霞
李　姣	李　营	杨玉兰	佟　雪
陈　龙	陈伟伟	郭煜荣	滕　芳

中国协和医科大学出版社

图书在版编目（CIP）数据

金牌月嫂护理全书／金圣荣主编. —北京：中国协和医科大学出版社，2016.1
（智慧先锋·健康人生丛书）
ISBN 978-7-5679-0433-0

Ⅰ. ①金… Ⅱ. ①金… Ⅲ. ①产褥期-妇幼保健-基本知识 ②新生儿-护理-基本知识 Ⅳ. ①R714.6 ②R174

中国版本图书馆 CIP 数据核字（2015）第 252351 号

智慧先锋·健康人生丛书

金牌月嫂护理全书

主　　编：金圣荣
责任编辑：方　琳　武先锋

出版发行：**中国协和医科大学出版社**
　　　　　（北京东单三条九号　邮编 100730　电话 65260378）
网　　址：www.pumcp.com
经　　销：新华书店总店北京发行所
印　　刷：北京佳艺恒彩印刷有限公司

开　　本：710×1000　1/16 开
印　　张：8.75
字　　数：110 千字
版　　次：2016 年 7 月第 1 版　　2016 年 7 月第 1 次印刷
印　　数：1—3000
定　　价：22.00 元

ISBN 978-7-5679-0433-0

前　言

　　坐月子是孕妇在生产后，休息调养身心的一段时间，也是民间的一种习俗。由于其时间大约为一个月，所以称之为坐月子。坐好月子既可以加速产妇产后身体的恢复，也可以改善产妇的体质，对孩子和产妇的身体健康都非常有帮助。因为体质的不同，西方人一般很少有坐月子的习惯。不过近年来，许多西方研究机构对中国人产后坐月子的调养方式十分感兴趣，对中国产妇进行了大量的跟踪调查，也逐渐认同中国人传统坐月子的习惯，甚至一些西方国家还兴建了坐月子中心，以致一些西方的产妇也开始纷纷加入到坐月子的队伍中，而坐月子的调养方式也被越来越多的国际家庭所接受。研究显示，坐月子对于维护产后女性的身心健康及延缓衰老确实非常有帮助。

　　很多新晋妈妈在感受新生命带来快乐的同时，也因为对育儿知识一无所知，而表现出强烈的不知所措。因为缺乏正确的坐月子指南，新晋妈妈们会时刻怀着疑虑或者不安的不良情绪——她们担心自己的身体因为分娩而受到损害，或者惧怕月子期间没有得到很好地照料，给自己未来的身体健康埋下隐患。因此，如何正确地坐月子，成了困扰很多产妇身心健康最常见的一个难题。坐月子中心和职业月嫂的出现正解决了这一问题。

　　职业月嫂是指专门为新晋妈妈提供专业护理保健的月子期护理师。她们的主要工作内容是：负责孕产妇及新生儿的前期护理及保健，使孕产妇在产前、产期、产后，从生理到心理上均可以得到全面地呵护，并指导新晋妈妈们运用科学的方法哺育宝宝。从事职业月嫂的人员大多毕业于正规的医护院校，并有一定的护理经验及能力，所以请专职月嫂上门照顾新晋妈妈及宝宝的家庭更多。由于家庭经济条件或者其他方面的原因，并非每个家庭都能请得起金牌月嫂为孕产妇提供产前和产后服务，但每个新晋妈妈和其家庭成员都迫切地想要了解一些产前注意事项和的基本的月子养护常识，而本书正好能解决这一难题。

本书是由从业多年且具有丰富服务护理经验的金牌月嫂们共同整理而成的。其内容详细、实用，涉及由准妈妈从入院待产到产后坐月子期间的身体、心理方面的保健知识；产后该定制何种月子餐以及如何哺育初生宝宝的各项知识及实用方法等常遇见的问题。由于全书所有的内容均是由金牌月嫂多年的实践经验提炼、总结出来的，所以实用性非常强。

本书不仅阐述了产前孕妇需要注意的事项和传统坐月子的理论与新生儿的喂养与护理方面的知识，还结合了现代健康生活的观念，并着重从产妇日常起居饮食、生活、疾病、情绪等多方面进行总结、讲解产妇该如何科学地坐月子；如何合理地补充产妇营养与调理产妇身心平衡；如何在最短时间内恢复产妇体力，与孩子建立深厚感情等。在坐月子过程中，无论你有何种疑问，几乎都可以在本书中找到答案。拥有本书，可以使新晋爸妈顺利了解、掌握月子期间方方面面应注意的事项，使全家人在月子期间都可以"临危不乱"地从容面对。

金圣荣

2015 年 10 月

目 录

第 一 章
月 嫂 的 产 前 呵 护

 产前的心理准备

十月怀胎，一朝分娩，在经历了无数次妊娠反应之后准妈妈终于盼来了最激动人心的时刻。这个时刻令无数准妈妈既惊喜又害怕，惊喜的是终于能见到肚子里可爱的宝宝了，害怕的是分娩会不会很疼，分娩会不会有危险，可以说这个时候产妇处于紧张、忧郁、不安的心理状态下，因此，月嫂要及时针对孕妇的心理特点给予恰当地指导。由于孕妇的家庭状况、受教育背景、性格以及层次不同，所以在分娩前所呈现的心理状态以及需求也各有区别。所以，月嫂会根据这些情况，在为孕妇做心理疏导时，区别对待。

1. 针对孕妇对分娩认识不足，给予心理疏导 一般情况下，孕妇对分娩过程认识不足，所以会产生恐惧心理。这时月嫂要告诉孕妇，对分娩不必过于担心，让孕妇知道，女性分娩是自然的生理现象，一般情况下，只要时机成熟，准备充分，就不会有危险。月嫂会做到让产妇在产前心情放松，这样产妇的肌肉就会放松。不然产妇心情紧张时，她的肌肉就会绷紧。以致在生产中，宝宝通过狭窄的产道出来时，由于孕妇心情紧张，造成肌肉和骨盆绷紧，使产道难以被撑开，宝宝无法顺利出来，越发加重孕妇的疼痛感。所以产妇务必在产前保持良好的心态，精神放松，以避免因疼痛加重而影响婴儿的顺利出生。人之所以感觉到疼痛是因为大脑皮质中枢神经在作怪。如果孕妇在产前心里总是感到不安，中枢神经就会过分敏感，这样的话，疼痛感就会加重。所以分娩时，产妇一定要保持平静的心情，避免刺激中枢神经，这样就可能会减少分娩时的疼痛。反之，疼痛就会加重。

2. 在产妇与家人缺少沟通的情况下，对产妇要进行心理干预　有一种情况是产妇在产前是需要被保护与照顾的，但有的家庭缺少与产妇进行心理以及情绪的沟通，从而使产妇产生不稳定的情绪。在这种情况下，月嫂应该发挥自身的作用做到对产妇心理的掌握与疏导。首先应该向产妇作妊娠、产褥以及产前定期检查等相关知识的说明，使产妇能够认识到孕期的特征以及会出现的问题，学会自我保护及观察腹中宝宝的情况，从而能够用平稳的心态迎接宝宝的降生。再则还需要月嫂与产妇的家属进行沟通，指导产妇的丈夫及家属给予产妇关心与安慰，稳定产妇的心理，帮助她树立信心，使其消除焦虑与紧张的情绪。

3. 产妇在产前希望能得到医生的关心和帮助，以顺利完成生产　产妇在入院待产后，由于环境发生了改变，一切都已不再是自己熟悉的，呈现在眼前的除了白色的床单就是白色的墙壁，这些会带给她很强的压抑感，加上对生产的好奇，对未来宝宝的期待等，会产生复杂的心理变化，如恐惧、不安等，所以，这时候医生护士就会成为她极度依赖的人，她希望能在他们那里找到安全的感觉。此时，如果医生和护士态度亲切，对产妇给予真诚的关系和帮助，让产妇感受到温暖，消除陌生感，分娩前的恐惧和焦虑就会大大减小。在这种情况下，月嫂会关注产妇的心理状态，当医护人员由于工作忙碌或其他原因，表现出的态度不够亲切时，可以劝慰产妇，告诉她医务人员太忙了，偶尔在态度上的疏忽不必放在心上。

4. 在正确对待生男生女问题上，给予安慰　尽管时代变迁，但重男轻女的家庭依然存在。因此，一些产妇在生产前对自己会生一个怎样性别的孩子很担忧。这时，月嫂应做好产妇的思想工作，告诉她现在是一个平等的社会，生男生女都一样，女儿也一样可以培养的很优秀，成为让自己骄傲的孩子，而且女孩相比男孩对父母更为贴心，让产妇放下思想负担，同时月嫂还要及时与产妇的家庭成员沟通，让他们在产妇面前表现出生男生女都一样的心态，以免增加产妇的焦虑和不安情绪，让产妇以轻松的心态迎接宝宝的降临。

产前的身体准备

对于临产前的产妇来说，身体状态的正常与否直接影响分娩，所以月嫂会告诉产妇一些产前生理常识，帮助产妇清楚自己产前的身体状态。

首先，月嫂告诉产妇，婴儿在出生时，一般是头先产出，无论以前他的头部在子宫的上方还是下方，但是到了这个时期婴儿都会自己把头调换到下方，与妈妈的身体正好相反，成倒立状。足月之后婴儿会将头慢慢地降至妈妈的骨盆处，等待降临。这一时期妈妈的产道也会为宝宝的出生提供一系列的条件。随着宝宝的日益成熟，妈妈的产道会变软，同时子宫口也在慢慢变软。子宫变软之后，就会慢慢打开，而胎盘的宽度也会逐渐增加。当婴儿的头降至骨盆处时，产妇会感到自己的耻骨有点胀胀的感觉，这时去卫生间的次数也会增多，一晚上会多达十几次。此外，由于骨盆内的神经受到压迫，有的孕妇脚跟处会疼，但也有孕妇感觉不到这种疼痛，这完全取决于个人的敏感度。另一方面，由于这时的阴道和子宫在变软，所以阴道内的分泌物会增多，正常的是白色，如果发现有血丝，月嫂与家人要马上带着孕妇去医院，因为这是临产的征兆之一。

一般情况下，分娩前的 2~3 周，就会感觉子宫发紧，有时还会伴有疼痛，次数因人而异，每天 3~4 次不等，这就是医学上所说的"前驱阵痛"。如果出现了这种情况时，月嫂告诉孕妇，这并不是说马上要生产了，什么时候腰部出现了压迫感时，才说明马上要生产了。

产妇在分娩过程中需要消耗大量的体力，所以产前的身体状态是非常重要的。为了拥有一个良好的身体状态，月嫂要建议和帮助孕妇，在日常多做一些锻炼。哪怕是进入孕晚期，锻炼起来会比较困难，孕妇也要在月嫂的协助下坚持做一些动作幅度小的运动，比如，可以每天适当地散步，让身体得到一些伸展，这对产妇生产是非常有益的。

曾经就有这样一位孕妇，刚怀孕不久，妊娠反应特别厉害，所以懒得走动，她不是躺在床上，就是卧在沙发上。而即便是妊娠反应逐渐减少了，她还是懒于走动，但此时她的胃口变得很好，一顿饭是正常人的两倍，以致体重不断上升——怀孕前体重是50kg，而临近预产期时体重竟高达100kg，是怀孕前的2倍。她的身体状况明显下降，走几步路就会累得呼呼大喘。她到医院做产前检查时，被告知胎儿过大，不能顺产，必须实施剖宫产。剖宫产后，宝宝体重竟高达4.9kg，而这位产妇的体重从此再也没降回去，一身的肥膘让她十分怀念以前的苗条身材。

所以，这时月嫂除了疏导孕妇的紧张心理，还要协助孕妇做一些必要的身体锻炼。

产前的物质准备

预产期2周内月嫂要帮助产妇把一切产期所需物品准备好。因为各地情况不同，月嫂最好事先去医院询问，住院生孩子需要带哪些证件，然后回来帮助把那些东西放置在一起，以免用时再四处去找。一般的医院产妇需要带身份证、结婚证、准生证、病历等。除此之外，到医院生产时还应备齐以下物品：产妇换穿（戴）的产妇所用的洗漱用品；内衣、袜子、拖鞋、帽子及其所用的卫生纸、卫生巾；婴儿所需的尿布、衣服、奶粉、奶瓶、小被子等物品。

具体的物品及其作用如下。

睡衣或纯棉衣裤：以纯棉为佳，宽松舒适。

拖鞋：穿拖鞋更舒服，产妇千万不可穿带跟的鞋。

帽子：防止头部受风。

哺乳胸罩：方便给宝宝哺乳。

卫生巾：2~3包，对付恶露。

卫生纸：一定要买干净卫生的，千万不要在这方面省钱，便宜无好货，还有可能造成妇科疾病。

垫乳片：防止溢出的乳汁弄湿衣服，也可以用干净的小毛巾代替。

哺乳衫：有条件的妈妈可以准备一件前开襟的衣服，便于给宝宝喂奶。

消毒湿巾：在第一次母乳喂养前，要用不含酒精的消毒湿巾清洁乳房、乳头。

吸奶器：奶水没出来之前可以用吸奶器，使奶水快速地出来。

水：孕妇在生产时，宫缩间隙可以喝点水，保持体力。

巧克力：高热量的食物可以补充能量，孕妇可以在宫口全开时吃些巧克力，以维持体力。

红糖：在顺利分娩后，喝一杯红糖水，可以帮助身体恢复元气，又可以补血防寒。

这些物品备好后，月嫂就可以将全部心思都用在照顾孕妇的起居以及观察孕妇的身体变化上了。

 ## 帮助孕妇了解预产期和基本的医学知识

月嫂要帮助孕妇详细了解自己的预产期。因为对预产期的把握能为分娩提供精准的时间准备。预产期是从孕妇最后一次月经开始算起，月数加9或减3，日数加7，这便是预产期的算法。农历的算法是，月数加9或减3，日数加15。如果孕妇忘记了最后一次月经时间，也不必过于紧张，因为还可以按子宫底高度估算出大致的生产时间。其实，预产期只是一个大体的时间，并不是说在这一天一定就会生出婴儿。在预产期前后2周之内生产都是正常的。当然也有孕妇会在这一天生产，但大部分孕妇都不在这一天生产。

知道了自己的预产期，月嫂就可以帮助孕妇，根据每个时期内的身体变化制作一个分娩期的日程表，在上面列出每个日期所要注意的事项，身体所发生的变化和有什么感想等。

月嫂还要帮助孕妇了解胎儿的产前状态，让她知道什么是足月儿。足月儿是从妊娠期的第37周到第42周这一段时间出生的胎儿，而未满37周就出生的是早产儿，超过42周之后出生的叫过产儿，只有在这两者之间出生的才算是足月儿。对于早产儿来说，由于在母体中呆的时间短，身体功能没有完全成熟，出生后不能保持一个良好的稳定状态，所以必须进行特殊看护，只有这样才能保证其生命安全。

足月儿的体重一般在2.5kg左右，体长在48cm左右。当然也不全部是这样，因人而异，有的足月儿体重和体长或高或低于这个标准，但都十分健康，身体各个方面都发育得良好。怀孕8个月时，尤其要小心。为了保证孕妇的身体健康以及日后孩子的健康成长，孕妇在起立行走方面必须小心。这时最容易出现早产现象。为此，月嫂要提醒和帮助孕妇预防早产儿的出现。通常，严重的腹泻会引起早产，所以不要让孕妇刺激腹部，而且一定提醒孕妇禁止夫妻生活。要孕妇保持心情愉快，要保证孕妇的睡眠，不要让她过度疲劳。

 临产前孕妇的身体会有什么征兆

孕妇临产前会有一些征兆，月嫂会告诉孕妇这些征兆预示什么。

如孕妇发现有宫缩、破水和流血的迹象，这表明孕妇已经进入预产期。

1. 宫缩　临近预产期，孕妇的腹部会出现发紧的症状，有些粗心的孕妇可能没有注意到这种变化。所以月嫂提醒孕妇一定要留意观察自己的身体变化，当孕妇感觉到腹部有异样时，就说明已经出现宫缩现象。如果孕妇感觉到下腹坠痛或者腰部疼痛时，月嫂必须阻止她随便出门了，因为这意味着婴儿有可能快要出生了，2~8小时后月嫂要带着孕妇去医院做个检查。如果经医生检查之后，宫颈口没有开大，而此时这些症状又都停止了，就不用住院，这是假临产的现象，不用太紧张。大多数产妇都会遇到这种假临产的现象。

2. 破水　指的是羊膜囊破裂，伴有清晰的淡黄色的水流出。出现这种情况时，如果孕妇在家中，月嫂要帮助孕妇马上平卧，并通知家人将孕妇送到医院等待分娩，这时的孕妇千万不可站立或坐着。如果孕妇在医院感觉有水流出，月嫂要告诉孕妇的家人马上通知医护人员，因为这是分娩的信号。破水刚开始时有的产妇流得多，有的流得少，但无论多少都必须平卧，然后马上去医院。也有的产妇先流血，过几个小时之后才有羊水流出，甚至是人工破膜。

3. 流血　就是人们常说的见红。临产前，月嫂要让孕妇注意自己的内裤，如果产妇内裤上出现少量暗红色或咖啡色的东西，也是临产的征兆，这时，月嫂与孕妇家人要马上送孕妇去医院等待分娩。

此外，临产之前月嫂要提醒以及协助孕妇排空大小便。有的孕妇在临产前，由于缺乏相关知识，憋着大小便躺到产床待产了，这是不正确的。所以月嫂提醒孕妇要提前排尽大小便，因为排空大小便更有利于子宫收缩，而只有子宫收缩得当，才有利于胎儿顺利产出。如果遇到孕妇排便困难的情况，医生会用肥皂水给孕妇灌肠。

女性的子宫位于其膀胱的后面，直肠的前面。怀孕之后，子宫随着胎儿的发育而变大，等到胎儿足月时，子宫的重量可达到1000~2000g，容积可达到5000ml。变大的子宫会挤压直肠和膀胱，从而导致直肠的张力降低，肠蠕动大大减弱。分娩时，胎儿依靠子宫强有力的收缩，顺利下降。如果子宫周围受到挤压，就会影响收缩，胎儿就难以下降，胎儿不下降，子宫口就打不开。胎儿的头部在盆底停留的时间过长，就会压迫膀胱和肛门括约肌，这样孕妇产后就易患尿潴留症和产后排便困难等疾病。如果产前不排空大小便，在分娩的过程中是极有可能因腹压增加而造成大小便溢出的，这就很有可能污染外阴，增加细菌感染的机会，易患各种妇科病。

所以月嫂要在孕妇临近生产的前几天里，让孕妇多吃水果、蔬菜，少吃肉类食品，并提醒孕妇养成定时排便的习惯。月嫂要让孕妇知道，在临盆前应该让膀胱处于空虚状态，让子宫随时进行强有力的收缩，以确保在生产时产妇的安全。

 ## 子宫收缩无力及收缩过强怎么办

孕妇在生产前，月嫂还要提醒孕妇及家人，在生产时可能会出现子宫收缩无力或过强的现象，因为这关系着孕妇的生产是否顺利。只有让孕妇充分了解这些，才能在生产时有心理准备去配合医生的任何处理手段。子宫收缩无力是指产妇在分娩的过程中，子宫收缩的力量很弱，不能把胎儿娩出。通常造成这种局面的因素有以下几种。

1. 胎位异常或骨盆狭小，胎儿的头部在下露的过程中受阻，不能紧贴子宫下段及宫颈，因而不能刺激局部神经，也就不能引起反射性子宫收缩，从而导致子宫收缩无力。

2. 先天性的子宫发育不良、子宫畸形、子宫壁过度膨胀等，也都会引起子宫收缩无力。

3. 由于产妇对分娩的过度紧张，导致大脑皮质功能失调，以致不能好好休息，加之产前吃的食物过少，体力不足，从而引起子宫收缩无力。

4. 如果产妇体肥膘厚，躯干短小、肥胖、手指粗短、前臂短小、骨盆形状偏男性化，或者患有贫血、营养不良及其他疾病，在分娩时都可能会致使产妇子宫收缩无力。

5. 产妇体内雌激素、催产素（也叫缩宫素）和肾上腺素过高也会影响子宫肌纤维收缩力度，导致子宫收缩无力。

6. 临产时如果产妇使用大量镇静药物，如吗啡、氯丙嗪、哌替啶（杜冷丁）、巴比妥等，将会抑制子宫收缩。

子宫收缩无力的特点：有宫缩，但宫缩的时间短，且间歇时间比较长，这期间，子宫体不隆起，产妇的疼痛感很轻。另外一种宫缩无力和前一种正好相反，是子宫某一处兴奋收缩，看似正常的宫缩，产妇也能感觉到很强的宫缩和很强的疼痛感，即使是在宫缩后腹部依然疼痛难忍，直到产妇的体力被耗尽疼痛仍在继续，但胎儿却还在原地。宫缩无力会延长产程时间，整个产程不能超过24小时。如果产妇长时间处于宫缩无力的状态，会导致各种危险发生。所以一旦医生发现产妇宫缩无力时，便会马上寻找原因，并采取相应的应对措施。而灌肠、针灸、注射催产素、人工破膜等都是促进子宫收缩的有效措施。另外，如果是头盆不称，可以采取产钳助产、剖宫产等方法。

子宫收缩过强是指产妇在分娩时，子宫收缩过频，10分钟内出现5次以上的收缩过强的宫缩。子宫的收缩过强也属不正常，因为子宫收缩过强时羊膜腔内压力远远超出正常范围，子宫颈在较短的时间内全面打开，没有其他意外的话，胎儿很快便顺着产道下来。整个产程会在很短的时间内结束。这种情况一般多见于第二次分娩的产妇。虽然强有力的宫缩会导致产程很快结束，但往往存在着很多的弊端：由于宫缩过强过频，会损伤子宫颈、阴道，特别是来不及扩张的会阴，会被撕裂；由于短时间内胎儿便产出，医护人员还未做好消毒工作，所以产妇很容易感染会阴，而胎儿也会因过强的宫缩发生窒息，甚至娩出后的胎儿还会因高压力的突然消失而发生颅内出血的危险。

针对产妇宫缩过强，医护人员会及时地采取相应措施，所以宫缩过强的产妇不必过于担心。

突然分娩注意事项

对于有些孕妈妈来说，会在意想不到的情况下出现一些临产的征兆，此时，如果在现场没有专门的医护人员或助产人员，月嫂应当按照以下方法来帮助产妇进行紧急处理。

急救措施如下。

1.让产妇赶紧平卧在干净的地方，采取适当的方法来减轻阵痛，比如采取胸式浅呼吸这种方法。

2.如果此时胎儿的头部从孕妈妈的子宫口露出，要用双手轻轻地托住，让其慢慢地从产道口娩出。

3.胎儿一出生就会哇哇大哭，如果没有啼哭，则说明嘴里还有羊水，要想办法吸出。

4.应及时地邀请医生来切断脐带，并且做好消毒准备工作。

5.当宝宝没有呼吸时，要对其进行人工呼吸。

注意事项如下。

1.当孕妈妈突然分娩时，在操作之前，月嫂要告诉孕妇家人，处理这一事件时要做到无菌操作。生产后，即使母子平安，月嫂也要建议孕妇家人立即邀请医生注射破伤风抗毒素，以避免新生儿患上破伤风。

2.脐带结扎时，月嫂首先需对剪刀或者其他器具消毒，并用消毒以后的线在靠近宝宝肚脐的根部先绕圈扎紧再打死结。在两道结扎结之间剪断脐带，同时用消毒布包扎脐带断头。

3.如果胎盘在30分钟左右还没有娩出母亲体外，月嫂会督促孕妇家人马上请医生对孕妇进行救治。

你会选择哪种分娩方式

　　现代社会由于医疗科学的发达，很多孕妇为了避免生产时的疼痛，选择做剖宫产。甚至，剖宫产一度成了跟风现象。自然分娩与剖宫产到底哪一个更好，这也是很多孕妇在产前都会考虑的问题，她们不知道自己应该采用哪一种方式生下宝宝。那么，顺产和剖宫产的利弊是什么，产妇如何根据实际情况来选择生产方式呢？针对这一问题，月嫂是这样建议的。

　　首先，产妇要清楚顺产和剖宫产对产妇与婴儿的影响。根据大量的医学资料显示，正常情况下还是顺产对宝宝更有利。因为胎儿经过产道时身体会承受一种相当强的压力，这种压力会刺激胎儿的应激反应，而应激反应会让宝宝的内分泌随之改变，特别是能使肾上腺皮质激素增多。肾上腺皮质激素能促进免疫因子产生，这样机体抗病能力就会增强。

　　调查表明，自然分娩的宝宝体内的免疫细胞和免疫球蛋白都远远高出剖宫产的宝宝。此外，自然分娩可以促使宝宝呼吸道腔内的羊水和分泌物挤出来，避免以后出现湿肺（新生儿暂时性呼吸困难），同时有利于肺组织的膨胀，便于婴儿建立正常呼吸。可以说，这些优点是剖宫产的婴儿所不具备的。有些人认为剖宫产可以使孕妇免受宫缩引起的疼痛，使得宝宝更健康、更聪明，其实这些说法是完全没有科学根据的。

　　剖宫产是切开子宫壁，从中将宝宝和其附属物取出，在此过程中需要注射麻醉剂。虽然产妇不用经受宫缩的疼痛，在毫无感觉的情况下将宝宝和其附属物取出，但一旦麻药作用消失了，随之而来的便是刀口的疼痛，而且这种疼痛和宫缩的疼痛不相上下。况且剖宫产也是一种手术，多少有些危险性。此外，剖宫产对宝宝来说，由于没受到挤压，应激反应小，机体抗病能力就会减弱。再者，婴儿的胸肺没有经过挤压，容易患湿肺和肺透明膜病。

从以上讲述中，相信产妇已经了解顺产与剖宫产对自身与婴儿的影响了。因此，月嫂建议产妇在正常的身体状态下，最好选择顺产。尽管在自然分娩时，宝宝的临产时由于宫缩会带给产妇疼痛感，但从长远考虑，月嫂还是建议产妇选择自然分娩。

另外，由于特殊原因，如产妇身体状况不允许，或者胎儿的胎位不正等特殊情况下，月嫂建议，应以产妇与婴儿的安全考虑为第一位，选择剖宫产。

大家都知道瓜熟蒂落的道理，所以，在可以正常分娩的情况下，产妇尽量不要选择做剖宫产。

孕妇怎样避免难产

对于产妇而言，难产带来的危害是很大的。如果处理不当，甚至会影响母子的生命安全。所以月嫂会格外注意这个问题，并提醒和帮助孕妇做好各项准备工作，以应对各种生产时可能出现的各种现象，这其中对难产的预防最为主要。那么，月嫂应如何帮助产妇避免难产呢？

胎儿过大或者胎位不正常，最容易造成难产。而孕妇在分娩时还要保持充足的精力和体力，所以月嫂首先要让孕妇在孕期对分娩过程多作一些了解，月嫂可以讲给孕妇听，孕妇可以从书中或网上去了解，有了这些常识之后，才能清楚怎样与产科医生做最好地配合，从而避免难产。

月嫂要每天为孕妇做好膳食调理，使孕妇每天合理地摄取营养，还要督促和陪着孕妇坚持适宜地运动，以避免胎儿发育过快、过大或者胎头过硬。在怀孕期间，孕妇体重的增加保证在 12.5kg 左右最为合适。一旦妊娠期超过了 10 个月，月嫂应建议孕妇选择手术分娩，避免胎头过硬导致分娩时难以通过产道而造成难产。

　　孕妇怀孕 30 周左右，胎位仍不正常，比如臀位或横位，月嫂则需要按照医生的指导帮助孕妇进行卧位矫正，如采取胸膝卧位法进行矫正。这种方法每次在 20 分钟左右，早、晚各一次。孕妇在坚持一周后月嫂要陪着她到医院进行胎位检查，判断胎儿的胎位是否已被矫正过来，即使已被矫正也不能掉以轻心，必须坚持做检测，防止再次发生胎位不正现象的产生。

　　月嫂观察到孕妇出现临产征兆时，必须让其注意正常的进食和休息，以保持孕妇能以充足的体力和精力来面对分娩。除此之外，月嫂可以带孕妇去参加分娩的健康教育讲座，和医生多沟通，了解分娩的知识，让孕妇做好充分的心理准备。这些措施都有助于产妇在分娩时不紧张，增强产妇对分娩的信心，从而避免难产。

孕妇的标准睡姿

　　孕妇怀孕期间尤其是到怀孕后期，睡姿对胎儿的成长发育及自身的身体健康都会产生很大的影响。下面就对孕妇不同睡姿所产生的不同影响作一下简要介绍。

　　1. 仰卧式睡姿　这种睡姿对孕妇和孩子的影响是最大的。保持这种睡觉姿势时间过长，会压迫到女性子宫后方的腹主动脉，进而影响血液对子宫的供应，使胎儿得到的营养减少以至最后出现缺乏。仰卧式睡姿还可能会影响血液对肾脏的供应，导致孕妇的排尿量减少，有毒的物质不能及时地从体内排出，引发妊娠期中毒，致使孕妇血压升高、下肢和外阴水肿。严重时孕妇还会发生抽搐和昏迷，威胁到自身的生命安全。仰卧式睡姿，还可能会压迫到孕妇子宫后方的下腔静脉，使回流到心脏的血液减少，影响大脑的氧气供应，头晕、胸闷甚至恶心呕吐的症状更加严重。

2. 右侧卧位睡姿　右侧卧位睡姿会使孕妇的子宫产生不用程度的右侧旋转，增加维持子宫处于正常位置的韧带和系膜的负担，影响宝宝的血液供应量，造成宝宝的长期慢性缺氧。缺氧情况严重时，宝宝就会窒息而亡。所以孕妇一定要加强对睡姿的重视程度。

3. 左侧卧位睡姿　对于孕妇和胎儿来说，左侧卧位睡姿是最标准、最科学的睡姿。这种睡姿可以让孕妇的右旋子宫转向直位，所以在怀孕中后期，孕妇就可以通过左侧卧位来改善胎位不正的情况，从而避免在分娩时出现异常状况。左侧卧位还能减轻孕妇子宫对下腔静脉产生的压迫，使孕妇的心排出量增多，减少孕妇的水肿现象，防止痔疮的形成。左侧卧位还能够改善孕妇子宫和胎盘的血液灌注量，减少孕妇早产情况的发生概率，避免孕妇子宫对肾脏产生过大的压迫，加快孕妇子宫和胎盘的血流量，更好地保障了供给胎儿的营养物质和氧气，避免胎儿出现缺氧症状。

 月嫂告诉产妇缓解产时疼痛的方法

月嫂建议产妇，如生产前疼痛难忍，可以通过做如下动作，来缓解疼痛。

1. 分娩式呼吸——腹式呼吸法　当子宫在进行收缩时，月嫂可以建议产妇尝试着去做腹式深呼吸。做腹式深呼吸能帮助产妇轻松度过分娩的最初阶段。因为腹式深呼吸具有镇静的效果。反复地做腹式深呼吸，可弱化由子宫收缩所引发的强烈刺激。此外，运用腹式深呼吸法还可以减轻胎儿氧气补给功能的虚弱，松弛产妇阴道周围肌肉的过度紧张，帮助子宫口更好地扩张，使胎儿更容易娩出。

腹式深呼吸方法并不难，产妇可以在月嫂的指导下，将两腿轻松地外张，膝盖稍做弯曲，两手的大拇指张开并挨着，其余两手的剩余四指并拢，轻轻地放在小肚子上，使之呈三角形（将两手的大拇指放于肚脐的正下方）。当吸气时，下腹部处就会随着气体的进入而鼓起；吐气时，下腹部就会恢复原来的样子。在练习的时候，产妇可以舒服地坐好，并尽自己的能力去放松身体。然后用鼻子深吸气，使空气能够直达肺底。月嫂可以陪伴产妇一起练习，当月嫂双手放在产妇的腰部时，能感觉到产妇的胸廓在向上并向外同时扩张。

2. 按摩　在产妇深呼吸的同时，月嫂应对产妇做一些按摩，这样会取得更好的效果。当产妇吸气时，月嫂的两手从产妇两侧的下腹部轻轻地向腹中央进行按摩；在产妇呼气时，月嫂再从腹中央轻轻地向两侧按摩。每分钟按摩的次数与产妇的呼吸次数是相同的，也可以用手帮产妇轻轻地在不舒服处进行按摩，像腰部、耻骨联合处等。

3. 压迫止痛　在产妇深呼吸时，月嫂可以用拳头压迫产妇的腰部或耻骨联合处。

4. 适当走动　产妇的情况如果一切正常的话，经医生的同意后，月嫂可以陪着她适当走动或帮助产妇靠在椅子上休息，或站立一会儿，这都可以稍微地缓解产妇的疼痛。

产妇骨盆的大小和形状会影响分娩

产妇在分娩时，她的骨盆大小和形状关系到她是否能够顺利地进行分娩。女性的骨盆因人而异，并不是长得高或者胖的女性骨盆就会很大，它的大小和形状千差万别。即使产妇骨盆正常，也不一定能够让胎儿顺利地从母体娩出。因为骨盆的内径线也起着关键的作用，如果骨盆内径线短，那么孕妇仍有难产的可能。骨盆内径线既影响胎儿娩出，又影响胎位是否正常。另外，虽然骨盆形态异常，但是只要内径线足够长，也不会出现分娩的困难。因此，骨盆的大小和形状对产妇分娩来说是非常关键的。

如果产妇的骨盆不够大，那么月嫂要建议孕妇在孕期不要过度饮食，并为孕妇做合理的膳食安排，以避免胎儿长得太大而导致难产。月嫂一定要提醒孕妇，怀孕期间要注重合理地摄取营养，切记不要吃得过多。如果发现胎位异常，一定在医生的指导下帮助孕妇进行矫正，将它转变为正常胎位。

产妇必知分娩呼吸法：拉玛泽呼吸法

孕妇在怀孕第 7 个月的时候，月嫂可以教其拉玛泽呼吸法。拉玛泽呼吸法通过控制产妇的神经肌肉，可以有效地使产妇在进入分娩时期时将注意力集中到呼吸的控制上来，进而使产妇的疼痛得到转移。运用这方法，能放松产妇的肌肉，使产妇对分娩充满信心，使得宝宝顺利娩出。

产妇要按照月嫂的指导去做。拉玛泽呼吸法的姿势是可坐可躺的。呼吸时，产妇的眼睛要集中注视一个焦点，与此同时辅以手的按摩。拉玛泽呼吸法包含着不同的呼吸方法，这些方法可用于产妇不同的生产阶段。

1. 廓清式呼吸　这种呼吸是拉玛泽呼吸法中最为基础的一种呼吸方法。在做这个训练时，月嫂会告诉孕妇，吸气时用鼻子慢慢将气吸进肺里，同时利用手指从腹部处由外围自上进行一个轻轻地环行按抚，呼气时用嘴慢慢地向外呼气，同时再用手指反过来从腹部往下做一个轻轻的环行按抚。月嫂可以协助孕妇做轻轻地按抚。

2. 胸部呼吸　由于产妇身形笨重，行动不便所以有些活动无法正常进行，这时就能用到胸部呼吸。但是要先做一个廓清式呼吸之后才能继续做胸部呼吸。胸部呼吸结束时要再做一个廓清式呼吸。

3. 喘息呼吸　这一呼吸方法可以运用在临产前。生产前的最后关头，产妇要先按照廓清式呼吸法进行呼吸，然后做 4~6 次喘息呼吸，用嘴用力呼气，喘息速度要又短又快，就像要吹灭生日蜡烛时一样。结束时，再做一个廓清式呼吸。

孕晚期检查项目和注意事项

孕晚期时非常容易发生意外，所以，这时月嫂提醒孕妇千万不要大意。为了保证胎儿的健康发育，产检是必不可少的。那么，这一时期的检查项目和注意事项都有哪些呢？

1. 检查项目

尿样：这是孕妇在孕晚期每次检查中必不可少的部分。这个项目的检查包括尿液中蛋白、糖及酮体、镜检红细胞和白细胞等。通过这项检查可以发现孕期一些常见的问题，在正常情况下，检查的项目指标应该为阴性。

体重：孕妇在每次孕检中体重也是必须检测的项目。通过对孕妇体重的测量可以间接检测到胎儿的成长状况。如果孕妇体重增加缓慢，说明胎儿可能发育比较迟缓；反之，胎儿可能发育过大，这样孕妇就要做好剖宫产的准备。

胎心：做胎心监护。通过这一检测手段，医生可以正确评估出胎儿在孕妇宫内的状况。有些准妈妈会担心这个检查可能伤害到孩子，月嫂告诉孕妇这个不必担心，是不会对孩子造成危害的。

胎动：胎儿在孕妇宫腔内的活动称为胎动，这是医生掌握胎儿状况的重要途径。孕妇在孕后的 18 周左右就能感觉到胎动了，比较晚一些的在孕后 20 周也可以感觉到。胎动从最初的每日 3～5 次，会随着孕妇妊娠月份的增加变得逐渐明显。但会在临产前略微减少。如果胎儿在宫内出现低氧发生窘迫时，如胎盘功能减退、打结、脐带扭曲或脱垂等，孕妇会感觉到胎动异常，先是胎动频繁，后会减慢或消失。所以月嫂要根据医生的这些说法，时刻提醒孕妇注意胎儿的胎动现象，这样孕妇就可以根据胎儿胎动的次数及时了解胎儿的安危情况，因为在早期内发现胎儿在宫内异常，有利于降低早产儿的死亡率。

胸围：胎儿在子宫内孕育长大，使得孕妇的肚子也在一天天变大，随着孕妇体重与胎儿的成长，怀孕后期，孕妇的胸围会发生很大变化。所以孕妇产检时对胸围的测量，可以方便医生估测胎儿在宫内发育情况，看看有没有诱发迟缓或巨大胎儿。

2. 孕晚期注意事项　在孕晚期，月嫂应提醒和协助孕妇认真数胎动次数，并将孕妇数的数字按照一定规律计算出来。每天3次，每次1个小时，3个数相加，然后乘以4，如果得数>30就是正常的，<20就要带着孕妇去看医生。如果为20~30，可以检测后面的胎动。数胎动有一个简单的方法，就是每小时胎动≥3次为正常。

孕晚期不远行：月嫂提醒孕妇，在怀孕晚期时，随时可能发生宫缩而分娩，所以不要让孕妇远行，以免发生危险。

正确对待尿频：妊娠末期接近临产前1~2周，胎儿的先露部会下降进入骨盆腔，这会进一步压迫膀胱，导致尿频现象加重，这属于正常生理现象。但孕晚期孕妇尿频的原因，也有可能是由其他疾病引起的，如膀胱内有炎症等；也有非炎症刺激的情况，如尿路结石、异物等，这些情况都会是孕妇产生尿频现象。另外，还有神经性尿频，尿频只发生在白天，或者晚间入睡前，这是精神紧张所致，此时也会伴有尿急会尿痛。如果出现尿急或尿痛，月嫂应带孕妇及时就医。当孕妇发生生理性尿频时，月嫂应提醒孕妇不要憋尿，而且要保持外阴部清洁，睡觉时尽量采取侧卧位，要孕妇多喝水，多排尿。

防治便秘：由于孕妇活动减少，胃肠蠕动减弱，所以很容易出现便秘现象。此时，月嫂要适当为孕妇增加水果、蔬菜、粗粮的摄入。每天早晨月嫂为孕妇准备一杯温蜂蜜水，孕妇和蜂蜜水可以防止便秘；另外月嫂要提醒孕妇及时排便。也可以在医生的指导下帮助孕妇应用乳果糖、麻仁润肠丸等。月嫂也会借助一些偏方帮助孕妇避免便秘，如每天早上用开水冲一个鸡蛋，里面加一勺香油，晾温后，加上蜂蜜，然后和匀拿给孕妇喝；还可以将黑芝麻配合牛奶、蜂蜜饮用。

注意静脉曲张：怀孕后由于孕妇生理上的一些变化，尤其孕晚期时子宫在骨盆内相应增大，更容易压迫静脉，使血流受阻，造成孕妇下肢静脉曲张；体内雌激素水平的升高，也会导致阴部静脉部松弛，使下肢薄壁静脉异常扩张。这时，月嫂会告诉孕妇不要长时间站立，必要时要穿弹力袜。

妊娠高血压综合征的预防：对于这种症状的产生，医学上有很多说法，一般认为是来自胎盘的某种物质进入母体血液，使孕妇机体的免疫因子发生了改变，导致孕妇全身小动脉痉挛而发生高血压，也有研究发现这种症状也可能是来自遗传因素。月嫂提醒孕妇要注意妊娠高血压的现象，如发现孕妇出现蛋白尿和水肿严重现象，要及时带孕妇就医。

为避免"临上阵"时方寸大乱，月嫂会在产妇临产前帮助她做好以下准备。

（1）提醒孕妇在临产前要做好排泄准备，每隔 2 小时要排一次尿。

（2）帮助孕妇在预产期内要勤洗澡，勤换内衣，注意卫生。

（3）督促孕妇要多吃营养丰富又易于消化的食物，像面条、馄饨之类，要随时补充水分，这样才有力气分娩。

（4）要适当活动，合理休息。如果胎膜未破，未有羊水流出，可以在室内走动，这有利于子宫收缩，心情也不会像躺在床上那样紧张。如果胎膜已破，或有羊水流出，必须躺在床上，否则会危及胎儿生命。

（5）不要紧张，要放松心情，相信科学，相信助产师。为了放松心情，可以转移注意力，比如可以听听音乐、和陪护人员聊天。

与此同时，医生也会为孕妇提前做好一切生产准备工作，他们会预测好生产过程中可能发生的种种情况，并提前做好应对措施。无疑，只要孕妇积极配合医生，就能顺利生产。

产前为宝宝做好哪些准备

盼望已久的宝宝快要降临时，所有的亲人都有些迫不及待了，所以此时大多数准妈妈与家人早已着手为宝宝准备好所需物品了。那么，生产前要为宝宝准备好哪些物品呢？

1. 寝具

（1）床：床最好是木制的。

（2）床垫：床垫要与床的尺寸相匹配。

（3）隔尿垫：要选择透气性好的。

（4）毛巾被、薄棉被、小睡袋等：被子一定要买纯棉面料的，里料可以是人造纤维。

（5）小枕头：准备两个小枕头，3个月之前需要定型枕，定型枕选择软硬适中的。宝宝长到3个月后需要柔软透气的小枕头。

2. 衣物

（1）和尚领前开身内衣：一定要纯棉的，透气舒服的，而且是那种针线口在外面的。

（2）袜子：刚出生时可能穿不着，但3个月之后就能穿了。

（3）帽子：宝宝的头最怕着凉，如果是冬天家里又没有暖气，一定要戴顶小帽子。

值得注意的是，宝宝所有的衣物必须是纯棉的，纯棉的穿起来会比较舒适。要多准备几件，要保证宝宝的衣服勤换勤洗，不然会有难闻的味道。如果宝宝在夏天出生，可以暂时不准备裤子，而准备两条薄薄的毛巾被。

3. 尿布或纸尿裤

（1）尿布：一定要多准备一些，30～50条。必须是纯棉的，而且要质地柔软，透气性好。颜色最好是白色，利于观察宝宝的大便是否正常。

（2）纸尿裤：要选择品牌的，一些杂牌产品不透气，婴儿使用起来会很不舒服。

4．浴具

（1）大浴盆一个：日常洗澡用。

（2）小脸盆两个：日常洗脸、洗屁股用。

（3）小毛巾、大毛巾：大毛巾为宝宝擦脸，小毛巾为宝宝洗屁股。

（4）宝宝浴液、宝宝香波：浴液、香波和护肤品都必须是宝宝专用的。

（5）宝宝油、护肤膏、爽身粉、护臀膏、宝宝专用湿纸巾。

5．喂食用具

（1）母乳喂养：奶瓶（给宝宝喂水用）。

（2）奶粉喂养：奶瓶奶嘴若干、消毒专用锅、奶瓶刷、奶粉、围嘴、奶瓶保温筒、宝宝使用的小碗、小勺。

（3）围嘴：塑料底棉布面的，防水，不易弄脏衣服，且容易清洗。

6．宝宝的护理用品：棉棒、消毒纱布块、75%酒精、紫药水。

7．其他：书籍、音乐、玩具。购买一些专门针对0~1岁宝宝的书和一些儿歌，用于开发宝宝的智力。

另外，还要准备一些诸如鱼肝油以及具有补钙、补锌等作用的保健品，在宝宝满月查体时医生会一一列出。

第二章
月嫂告诉产妇
如何"坐月子"

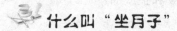 **什么叫"坐月子"**

在正常的情况下，孕妇分娩之后，子宫会有所恢复。从胎儿和胎盘娩出到子宫的创面完全愈合大约需要6周的时间。产后的这6周时间称为产褥期，即民间俗称的"月子"。而我们则把产妇卧床休息，调养身体的这个过程称为"坐月子"。

所以，月嫂要告诉产妇及家人，坐月子的过程也是产妇整个生殖系统恢复的过程。在这段时间里，孕妇身体恢复得好不好，直接会影响到产妇的身体健康。

由于要承担胎儿生长发育和自己身体急需的营养，孕妇的身体会出现一系列的变化：心脏的负担增大，输尿管增粗，子宫肌细胞增殖，皮肤、关节、韧带等皆会发生相应的变化。

当胎儿娩出后，产妇的身体器官会继续恢复，回到产前的状态。子宫、阴道创口会缓慢愈合，分娩时被拉松弛的皮肤、韧带也会逐渐恢复正常。而这些部位能否复原，关键在于"月子"里的调养保健。调养得当，产妇身体会恢复得很快，与孕前没有差别；调养不当，不仅恢复得较慢，而且还会影响产妇一生的健康。

在坐月子的这段时间，产妇对疾病的抵抗力会降低，如乳腺炎、子宫脱垂、附件炎等妇科疾病都有可能在这段时间发生。所以，产妇及家人一定要重视坐月子，密切配合月嫂做好各项工作，在月嫂的指导下对产妇进行各方面的调理，以确保日后不留下任何健康上的隐患。

"坐月子"的基本注意事项——妈妈身体好，全家都幸福

既然坐月子对于产妇如此重要，月嫂一定会提醒产妇及其家人在各个方面要认真对待。具体来说，可以从以下几个方面来照料产妇的身体。

1. 保证产妇吃好、休息好　因为分娩会给产妇的身心带来无尽的疲惫感，所以分娩后，一定要让产妇好好地休息。这期间，月嫂要让产妇多喝水，多吃一些既有营养又易于消化的食物，用以保证产妇身体的恢复。而且，这种饮食方式一直要延续至整个哺乳期，以保证母乳的供应。

2. 产妇要尽早下地活动，多做一些运动　如没有异常情况发生，月嫂应提醒产妇尽早下床活动，但要避免让其受凉。也可以在医护人员的指导和安排下，尝试做一些简单的体操，这样有利于恢复产妇的身体健康以及保持良好的体形。

婴儿娩出1个星期后，月嫂要建议产妇可以适当地做些家务活，比如擦桌子、扫地等。但时间不宜过长，重体力活更不能做，避免子宫出血或者子宫脱落。

3. 产妇要特别注意个人卫生　坐月子时产妇的会阴部分泌物会比较多，所以，月嫂要帮助产妇每天用温水清洗其外阴部，并且要产妇勤换内裤，保持会阴部的清洁和干燥；月嫂还要帮助产妇经常洗头洗澡，以保持其皮肤的清洁。洗澡时，最好让产妇采用沐浴的方式，以

避免脏水流入阴道发生感染；月嫂要提醒产妇注意口腔卫生。由于产妇的进食次数比较多，吃的东西也相应增多，因此，这段时间如果不注意刷牙很容易导致口腔疾病。所以，月嫂应提醒产妇每天坚持早、晚刷牙各一次，在每次吃完东西后，还应拿温水漱漱口。

4. 产妇应尽早给宝宝喂食母乳　月嫂会建议产妇一定要进行母乳喂养，因为产妇分娩后，乳房会充血肿胀，此时哺乳对于产妇来说大有好处。尽早给宝宝喂食母乳，不仅为以后的母乳喂养开了个好头，还有利于产妇的子宫收缩、复原。在哺乳期，月嫂还要提醒产妇应当保证乳头、乳房、双手的清洁，以防止乳腺感染等情况发生。

5. 产妇在"坐月子"时要避免吹风、受凉　当室内温度过高时，可以打开空调或电扇让室内的温度降低一些，但月嫂应提醒产妇注意空调和电扇的风不能直接吹到产妇身上。另外，还要提醒产妇在穿着上要多注意，不要穿得过少，以避免受凉。坐月子期间，月嫂一定要阻止产妇碰冷水，以防止着凉，在日后身体产生酸痛等不良状况。所以，在产妇洗澡或洗脸、洗头前，月嫂要为她准备好温热水。

6. 产妇要合理地安排性生活　产褥期，也就是产妇娩出婴儿的6周之内，由于其子宫创面并未完全恢复，因此月嫂一定要提醒产妇，在这段时间要绝对禁止性生活。不能为贪图肉体享受而不顾身体健康，这会造成产妇产褥期感染，严重的甚至会引发慢性盆腔炎等疾病，给产妇带来长期的痛苦。此外，还要告诉产妇，在其身体完全恢复好之后，过性生活时一定要采取安全的避孕措施，因为在产褥期怀孕也是司空见惯的事，所以，必须予以重视。

7. 产妇要按时检查身体　胎儿娩出6周之后，产褥期也将结束，这时候月嫂要带着产妇到医院做一次产后检查，了解产妇身体恢复的状况。如果有异常情况出现，一定要在医生的指导和帮助下对其进行适当地调理，让产妇的身体尽快恢复正常。

如何在月子期间对产妇进行护理

坐月子对产妇来说是极为重要的事情。月子养得好，可以使产妇更加美丽；月子养不好，就会使产妇落下一身病。想要让产妇在做完月子后变得更美丽，月嫂建议产妇应好好地注重月子期间的调理。而且月嫂还会帮助产妇进行科学地护理，使其很好地恢复身体的健康。那么，在月子期间月嫂是如何对产妇进行科学护理的呢？

1. 室内卫生　月嫂会对产妇居住的卧室定时进行清理打扫，每日为卧室通风。因为空气的流通可以排除室内的乳汁气、汗臭味以及恶露的血腥气。室内环境良好可以保障产妇的愉悦心情，使其睡眠质量提高。在拖地时月嫂也会加入少量的消毒液进行杀菌消毒。将窗户和房门打开对流的时间 20 分钟即可，这样就可以去除消毒液的味道了。

2. 温度适宜　适宜的温度对提升产妇的睡眠质量极为重要。所以月嫂会在室内放置一个加湿器，因为这样有利于保证室内温度平衡，改善空气干燥的情况，同时还可避免产妇食欲缺乏、消化不良等现象的产生；过高的湿度会导致产妇的身体出现关节水肿、疼痛等症状，因此，室内的空气湿度应控制在 50%，对产妇来说，这是最佳的湿度。

3. 营养均衡　营养搭配对产妇很重要，这与产妇自身的恢复，乳汁对婴儿的充足营养都是息息相关的。所以在产妇生产后，月嫂不会盲目地为其准备一些大鱼大肉来补充营养，因为补充大鱼大肉是不科学的。月嫂会为刚生产后的产妇制作一些清淡的粥类，加上一些蛋白质或富含维生素多的蔬菜，让产妇吃。产妇不可食用过多的油腻不易消化的食物，消化不好会导致产妇营养上的缺失，对乳汁的供应产生不良影响。

4. 适度保暖　产妇不必因为传统说法而把自己捂得十分严实，如果在夏天，这样做很容易中暑，所以月嫂会让产妇适当地穿衣服。在保暖方面只要感觉自身舒适就可以，身体过于热会使体内的热量无法正常排出。

5. 保健护理　月嫂可以建议或教产妇用形体恢复操来帮助产妇体型恢复，以转移她的注意力，保证产妇愉悦的心情。这一方法对产妇具有很好的保健效果。

6. 心理护理　一旦发现产妇有抑郁情绪，月嫂一定要和产妇多进行交流沟通，了解这种状况发生的原因，当然产妇的家人对此更要引起注意。对产妇有效地疏导会减轻产妇的压力，避免其抑郁症的产生。月嫂每天可以让宝宝与产妇分开一两个小时，多给产妇一些私人空间，这样也可以有效地减轻产妇的压力。

 产妇需要注意的产后禁区

"月子"期间，对产妇的护理一定要科学，因此，月嫂会注意以下一些事项。

1. 不可喝大量的水　月嫂会提醒产妇在生产后，不能大量喝水。产妇在生产后，身体会出现水肿现象，这说明产妇身体已含水量过多，在身体恢复的同时，体内过多的水分也会随之排出。如果这时产妇再喝大量的水会使身体浮肿得更厉害，影响其身体的恢复速度。

2. 不可多食用红糖　产妇生产后，月嫂会控制产妇红糖的摄入量，不会因红糖营养丰富而一味地让产妇多食用。因为月子期间，产妇过量食用红糖会导致牙齿严重受损。而在夏季过多的饮用红糖水，还会加快产妇的出汗量，使其身体更加虚弱，从而引发中暑。所以说，月嫂对产妇在产后喝红糖水会定量，也就说，适当地食用红糖才能让产妇既从中吸收营养，又避免产生不良的影响。

3. 不可在刚生产后吃鸡蛋　由于产妇在生产过程中的体能消耗，

导致身体各项功能都有所下降，如果接着再食用鸡蛋，会增加产妇胃功能的负担，导致其消化不良，所以月嫂不会让刚生产的产妇吃鸡蛋，以免她感到身体不舒服。

4. 不可食用人参　月嫂会建议家人不要给产妇预备太多的人参。因为食用人参，会导致产妇在精神上更兴奋，使其无法好好地休息，进而影响她的睡眠质量。大量精力的耗费，对产妇百害而无一利。

不同季节对产妇的月子护理

1. 春天对产妇的月子护理

南方的春天温度适宜，月嫂会建议产妇，可以根据身体的恢复情况以及天气情况决定所穿衣服的薄厚程度。同时，月嫂会提醒产妇，为避免引发乳腺炎，衣服的选择不可太紧，较为宽松舒适的衣服更合适。北方的春天比较寒凉，所以，月嫂会提醒产妇注意自身的保暖，避免身体受凉。

北方的春天较为干燥，空气中的湿度含量不高，月嫂会根据产妇的身体需求为其多补充水分，以避免母体缺水的情况出现，充足的水分可以有效地促进乳汁的分泌。

如果产妇想下床活动，月嫂要提醒她根据身体恢复的情况而定。恢复较好的产妇在生产两周后可以下床活动。也可根据天气情况选择去室外进行活动，如可选择天气晴朗、风和日丽的时候去室外，月嫂可以陪着产妇，并提醒产妇活动的时间不可过长，避免其身体产生过度疲劳感。

春天蔬菜的品种会很多，月嫂可为产妇准备营养含量较高的新鲜蔬菜补充营养。开始时要给产妇食用一些清淡易消化的食物，最好让她多喝一些汤，这对产妇是有好处的。

人们常说"春困秋乏"，睡眠充足对产妇来说很重要，睡眠不足不仅会导致产妇减少乳汁的分泌，还会使其产生疲惫、精神抑郁等现象。因此，月嫂一定要为产妇的睡眠创造好的条件，以保证产妇的睡眠时间充足。

2. 夏天对产妇的月子护理

夏天的炎热对产妇来说是最难熬的。因此，这时候的月嫂会格外小心，既要让产妇保证不能受凉，还必须要防止她中暑。为了避免中暑，产妇在穿衣方面需要格外注意。月嫂要为她选用棉质的衣服，因为棉质的衣物透气性高，吸汗、保温；睡觉时月嫂要看好产妇，因为产妇可能会因为天气炎热蹬被子，这样就很容易着凉。所以月嫂还要建议产妇，在睡觉时最好穿着睡衣和袜子，以免受凉；夏天细菌滋生速度快，月嫂要提醒产妇经常换洗衣物，以避免阴道感染。

对于夏天生产的产妇，月嫂一定要建议她经常洗澡，而且洗澡时一定要使用淋浴。勤洗澡可以将皮肤毛孔清洗干净，保持身体正常排汗。月嫂会让夏天的产妇适当地多饮用一些温水，因为这样可以补充产妇体内因流汗缺失的水分，避免其中暑。忌饮用冷水或冰水。

夏天坐月子的产妇一定要注意预防中暑的发生。产妇中暑的情况，大部分是因为夏天天气闷热，产妇身上穿的衣服较多而导致的。如产妇中暑，月嫂应将其置于阴凉、通风处。并将室内温度控制在25℃。然后，月嫂要将产妇身上过多的衣物脱掉，让产妇喝些凉开水，用温水、酒精等擦洗产妇身体。在产妇头、颈、腋下、腹股沟、腋窝浅表大血管分布区放置冰袋，以便快速物理降温。而且还要按摩产妇四肢，促进其肢体血液循环。产妇中暑要及时救治，不然会因中暑对产妇心脏等器官有不良影响。月嫂一定提醒产妇要穿的宽松、有透气度、易吸汗、比较好的棉质的衣服。穿透气性强的衣服，才不容易中暑。

月嫂应加强对产妇中暑的预防工作。防止产妇中暑可以从以下几个方面进行。

（1）生产后的1~2天内月嫂会为产妇制作一些清淡的食物，之后再逐渐增加含有丰富蛋白质、碳水化合物及适量脂肪的食物。此外，还要注意对产妇维生素及矿物质的补充，蔬菜及水果就能很好地补充人体内的维生素和矿物质，所以，月嫂建议产妇应多吃这些东西。

（2）月嫂建议产妇在生产后切忌包额头，也不能身穿特别厚的长衣、长裤和袜子。

（3）产妇在产后的1周左右月嫂可以让产妇适当地多喝一些水，尤其要为其补充盐水。

3. 秋天对产妇的月子护理

入秋后的天气忽冷忽热，月嫂会根据气温变化及时提醒产妇，并协助她做好保温工作，以防产妇感冒。干燥的天气容易上火，所以在秋天，月嫂还要注意产妇室内的湿度，以保证产妇及时补充水分。

4. 冬天对产妇的月子护理

冬天天气寒冷，空气干燥，这时坐月子更容易使产妇引发感冒，所以这样的季节，做好产妇的保温工作是月嫂工作的重中之重。那么，在寒冷的冬天，一定要注意以下几点，才可让产妇轻松地度过寒冷中的月子期。

（1）必备品——棉袜与厚睡袍　刚刚生产后的产妇身体虚弱，极易流汗，汗水会在短时间里将衣物浸湿，所以一定要做好产妇的保暖工作。因此，月嫂会为产妇预备厚厚的睡袍和棉袜，这样产妇在下床时就可免于着凉，有效地避免产妇感冒。如果在这个时候受到风寒，不但会使产妇体质下降，还会加重产妇的身体负担，使身体恢复的速度大打折扣。所以说，在冬天月嫂要尽量将产妇的保暖工作做好。

（2）出门——保暖到底　在比较寒冷的冬天月嫂要建议产妇要尽量少出门。如果真有必要的事情非得出门不可的话，一定要帮助产妇包裹好了再出门。出门前除了她穿上必要的棉衣之外，还要将其脖子和头裹严实。围上围巾或者是穿高领的衣物，这样可以有效减少寒冷对脖颈的伤害。头上要戴顶厚厚的棉帽，以免头部受寒。此外有气喘或是鼻炎等病史的产妇，月嫂要为其准备好口罩。

（3）室温的维持——空调、暖气　冬天室内温度比较低，可选用空调或是暖气来维持室内温度。使用空调维持温度时，月嫂要注意不能让风直接吹向产妇和婴儿。长时间地使用空调时要开窗通风。用暖气时要在房间里放置一个加湿器，以使空气变得清新，增加空气中的湿度，以预防产妇感冒。

（4）洗澡——控制时间、水温　把握好时间和水温是冬天产妇洗澡的关键。天气寒冷使得产妇出汗不多，因而洗澡的次数也不需要很频繁。洗澡前，月嫂需要准备电暖气来加热室内温度，使浴室的温度温暖适宜，还要控制好室内的温度。月嫂可以帮助产妇洗澡，如果产妇不需要的话，一定要提醒产妇在洗澡时速度要快。而且不能在浴缸内泡澡，那样会使产妇的体力迅速流失，用淋浴冲洗即可。

洗澡前月嫂会帮助产妇调好水温，温度不能太高，水温高会使产妇体内水分迅速流失，稍不注意便会患上风寒。产妇洗完头后，月嫂必须要帮助她将头发整体吹干。洗完澡后要穿好厚厚的棉衣棉袜才能出浴室。注意在冬季时，月嫂要提醒产妇尽量避开晚上洗澡，而且要尽量避开在饭前、饭后进行洗澡。

由于冬天寒冷，产妇更要保养好身体，不要接触较冷的东西。

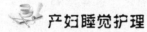

产妇睡觉护理

1. 睡前准备

（1）室内卫生：产妇的卧室需要保持卫生干净，所以要在月嫂将室内卫生搞好并经过杀菌消毒后，产妇才能进入。在睡前月嫂要对房间进行通风，以保证室内的空气新鲜。

（2）通风时间要求：为产妇房间进行通风时，月嫂要将窗户和门都打开，使空气对流以保证空气得到足够的对换。若空气中还有消毒液的味道可将通风时间延长，直到消毒液味道散尽为止。

（3）室内要求：卧室通风后，月嫂将温度调到22~26℃后，产妇及婴儿才能回到房间休息，产妇所在房间的温度以让产妇感觉适宜便可。

2. 睡觉环境

（1）室温、湿度要求：一般情况下，产妇房间的温度应控制在22~26℃。室内温度让产妇感觉适宜即可，湿度保持在50%左右，保持湿温度均衡的办法很多，月嫂可以在产妇房间里放一盆水，也可以通过加湿器保证室内湿度，还可以通过空调进行调节。注意开空调时将风口避开产妇，以免产妇受凉。

（2）花卉放置要求：月嫂建议不要将带有香味的花放在产妇房间内，花香太浓会引起婴儿对花粉的过敏，也会有碍呼吸，对产妇及婴儿都不好。

（3）保持安静：月嫂会提醒产妇家人，要给产妇一个安静的环境休息，让产妇有个好心情，也可在产妇的房间内放较为舒缓的音乐，这既能陶冶情操也可避免产妇出现心理疾病。

3. 产妇睡觉护理

（1）睡姿要求：为减轻产妇在身体移动时对伤口的拉扯，月嫂可以在产妇身下垫个被子，使产妇成20°角侧卧，这样可以帮助产妇减轻疼痛，利于产后休息。

（2）睡觉护理：在产妇睡觉期间，月嫂应帮助产妇照顾婴儿。产后休息很重要，产妇在生产后每天的睡眠时间应在10个小时左右。保证产妇睡眠充足，对其产后恢复有很大帮助。家里应保持安静，避免打扰产妇休息。

 产妇生产后能玩数码产品吗？

时代在进步，手机、电脑等各种娱乐数码产品到处可见，而不少妈妈也是电脑迷、手机迷。虽然电脑给我们带来了很多生活乐趣，但同时它们也给我们带来了不少负面影响，如辐射。那坐月子的产妇们岂能玩数码产品！

产妇在坐月子期间，是可以玩数码产品的，但是月嫂还是建议产妇在坐月子期间以静养为主，少用带有辐射的数码产品。毕竟电脑、手机有辐射，而生完宝宝后，产妇的身体素质会变得很差，身体的免疫力下降，因此很容易受到数码产品所带来的辐射威胁。所以月嫂还是建议坐月子期间产妇要静养，这样才有利于身体的恢复。

 ## 坐出来的月子病

产妇在月子里，若调养不当，会给自己留下许多病痛。所以，月嫂要尽心照顾产妇，并在保养身体与照顾婴儿方面给予产妇正确地指导，以避免其留下月子病，帮助产妇顺利地过完月子。

产妇在喂奶时，要遵循月嫂所说的方法，因为正确地姿势可以有效地保护产妇和婴儿的健康。而采用不正确的姿势喂食婴儿，时间久了就会导致产妇腰椎疼痛、手腕关节疼痛等。

正确的姿势对婴儿也是有帮助的。在产妇为婴儿哺乳时，月嫂要告诉产妇，让婴儿处于侧躺状态，身体贴在产妇的腹部，因为这样可以帮助婴儿在吃奶时身体的重心放在产妇身上，减轻婴儿的劳累感。保持婴儿的头、颈、臀处于一条线的状态，在喂婴儿吃奶时产妇要将乳晕放在婴儿的嘴里，这样可以帮助婴儿轻松的吃奶。采用正确的方法进行哺乳，不仅可以减轻婴儿的疲劳，也可帮助产妇避免留下疾病。

养好月子可治病

月子养的好，同样可以帮助产妇治病。月子期间，如果调理的好，可以帮助产妇提高抵抗力。对一些产前爱生病的产妇来说，养好月子可以帮助改善体质，增强身体的抵抗力，减免日后经常生病的困扰。产妇在月子里可以通过对身体的滋补，改善脸上的肌肤问题。由于长时间处于忙碌的工作状态，使得一些妇女脸上出现色斑、皮肤变黄等情况。所以，月子期间，月嫂可以为产妇多准备些滋阴养颜的食物让其食用，通过这些食物的调理，产妇的脸色会变得红润光滑。充足的休息时间，再加上食物营养的补充，会让产妇看起来像变了个人似的。柠檬属酸性，对皮肤有刺激性，所以月嫂尽量不要让产妇吃。

对于生产前有心理疾病症状的产妇，在月子期间，月嫂一定要让她休息好，那样会改善产妇因劳累产生的神经性头痛。在宝宝出生后，要让产妇多与宝宝进行沟通，以转移注意力，这样时间长了，就会使产妇的心理负担有所改善，但还是要听从医生的嘱托，有药物治疗的还需要继续进行。

 选择、清洗衣物

1. 选择衣物　月嫂建议产妇选择较为宽松舒适的衣服。棉质的衣物易吸汗、透气性好，非常适合产妇。在内衣的选择上也要选用纯棉的内衣较好，产妇可穿开衫，方便给婴儿喂乳。产妇可以穿较为卡通点的棉衣，这样可以开发婴儿的视觉神经，对婴儿认知环境是有所帮助的。产妇生产后的被子要准备纯棉的，透气性好。产妇所盖被子不应太厚，薄薄的就可以。冬天在家里有暖气的产妇可根据自身情况，选择适宜的温度，保证晚上睡觉不受凉便可。

2. 洗衣物　月嫂会对产妇的衣物分开清洗。在洗衣物时禁止使用含有添加剂的洗衣粉、洗衣液等产品，要使用肥皂进行清洗即可。在衣物清洗干净后，月嫂会将它放在盆中泡一段时间后再冲洗，然后放到阳台上进行暴晒晾干。月嫂建议，产妇的所有衣物不可以与内衣同洗，同洗会导致产妇内衣受到污染，从而威胁到外阴的安全卫生。内衣晾干后也要放置在一个单独的地方，不可与其他衣服进行混搭放置。

对产妇的床上用品，月嫂会在每隔 1～2 周就要对其进行一次清洗，这样可以保证婴儿和产妇不被细菌感染。

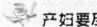

产妇要尽早开始活动

一个健康的产妇，在生产结束 6～8 小时以后就可以坐起来了，此时身体的疲劳已经基本消除，而在生产结束 12 个小时以后就可以自行走动或在月嫂的帮助下去厕所进行排便。待到第 2 天就可以在室内随意的活动以及行走。如果产妇想尽早地恢复各项身体机能，就要较早的开始进行运动。所以月嫂建议，不要总是让产妇卧床休息，较早地活动会给产妇带来很多好处。

1. 较早地活动能够使自己的角色从产妇快速的转换为常人，身份上的转化能振奋产妇的精神，使其体力和精神较快地恢复正常。

2. 较早地活动能够加大产妇的活动量，增强其食欲，有助于产妇的乳汁分泌。

3. 较早地活动可以加快产妇静脉回流从而减少下肢静脉炎、静脉血栓和肺部并发症发生的可能性。

4. 较早地活动可促进产妇大脑中枢神经的兴奋感，使其膀胱功能尽早恢复，减少尿潴留发生的机会。

5. 较早地活动可以改善产妇的肠道功能，促进其肠道蠕动，防止产妇便秘。

6. 较早地活动和锻炼能够加强产妇盆底肌肉和筋膜的紧张度，防止产妇膀胱直肠膨出、子宫脱垂和痔疮的发生。

7. 较早地活动，不仅可以促进产妇肌肉功能地尽早恢复，还可加强腹壁肌肉的收缩力，使分娩后腹壁松弛的情况得到及时地改善。

8. 较早地活动有助于产妇快速恢复产前的体形，防止生育性肥胖，使产妇早日恢复苗条的身材。

由于产妇在产后的初期身体还很虚弱，所以在产妇早期活动期间，月嫂一定要搀扶着产妇，避免产妇因头晕无力而出现擦伤、摔倒的情况。

 怎样预防产后腰痛、关节痛

由于怀孕和生产，产妇体内内分泌会发生很大变化，所以会出现骨关节脆弱、韧带松弛的症状，而且在哺乳期间产妇钙质会流失严重，而很多产妇又得不到充足的钙质补充，所以往往出现产后腰痛、关节疼痛的症状。因此，月嫂建议产妇在生产以后最好进行适当地锻炼，还会帮助产妇制作可以补充钙质和营养的食物。其次，月嫂还要提醒产妇要注意休息，不要过度劳累，这样腰腿和关节的疼痛过一段时间就可以自行痊愈。另外，月嫂建议产妇在产后坐月子的这段期间里最好不要触碰冷水，因为此时的产妇关节脆弱、骨骼松弛，冷气与冷水极易侵入到骨头使产妇患上"月子病"，所以即便在夏天，产妇也要使用温水，开冰箱之类的行为更是要避免，想拿什么东西告诉月嫂及家人一声就可以了。

产妇月子期不能洗澡？错！

我国以前医疗条件落后，很多产妇在生完孩子后都不能及时地消毒，因此产妇发生产褥热的情况有很多。这就培养了一种传统观念——产妇受"风"对身体有害。所以，很多长辈们都要求产妇在产褥期间不能洗澡、不能洗头。实际上这种认知是不合理的，我们都知道产妇在生产以后，汗腺会非常的活跃，产妇的身体非常容易出汗，乳房也会发胀、淌奶水，下身又有恶露流出，此时的产妇全身发黏，身上会散发出一种"混合型"体味，如果再不经常清洗，只会让细菌更加泛滥，产妇的免疫力也会愈加低下。而且从科学道理上讲，产后是完全可以洗澡的。只有在第一时间进行清洗，才可以使产妇保持身体洁净，促进全身的血液循环，加速身体的新陈代谢。与此同时，经常对身体进行清洗也能保持产妇汗腺的畅通，更加利于体内代谢产物的有效排出，恢复生产时消耗的体力，解除肌肉和神经的疲劳。所以月嫂建议产妇产后一定要注意维持身体的洁净。

一般产妇在产后一周就可进行身体的清洗，但必须坚持擦浴，一个月后产妇才可以进行淋浴。但不宜在洗盆洗浴，以免脏水灌入生殖道而引起感染。产妇洗澡时，月嫂应将室温控制在 34～36℃，水温要控制在 45℃左右。产妇浴后要快速擦干身体，穿好衣服，以免受凉。在此期间，月嫂要尽量帮助还很虚弱的产妇进行身体的清洗。

 产妇月子期不能刷牙？错！

妇女在怀孕后会由于内分泌的变化或维生素 C 的摄入不足，经常发生牙龈充血和水肿的情况，另外，孕妇怀孕后牙齿的矿物质往往得不到充足的补充使牙齿的坚固性变得很差。这些情况已经对产妇的牙齿非常不利了，如果此时再不重视产妇口腔内的卫生，就会很容易使产妇口腔内的细菌增多导致牙齿脱钙，形成龋齿。尤其是产后的头几天，为了给产妇补充营养，促进产妇体力恢复，家人们常给产妇准备一些高糖、高蛋白、高脂肪的"三高类"食物，每天多达6~7餐，如此一来非常多的食物残渣就会留在产妇口腔内部，在细菌的作用下，它们不断地发酵最后变成酸性物质，腐蚀产妇的牙齿，使牙周炎、口腔炎等发病率大大增加，甚至会因此诱发出风湿热、肾炎、心脏病等疾病。因此，月嫂提醒产妇应该比平时更要注意口腔卫生。所以要让产妇早晚刷牙，饭后更要进行口腔的及时清理，晚上刷牙以后不能再吃东西，特别是不能吃甜食，否则还要再刷一遍牙。

产妇在产后一定要注意清洁和保持卫生，这不仅体现在注意环境以及衣物卫生等方面，更要注意的是保持身体的洁净，如此才能更好地恢复身体健康，不引发后续的病痛。

月子期内产妇能减肥吗？

月嫂一定要阻止产妇在月子期内减肥。产后婴儿的营养完全来自于母体的乳汁，所以这个时候产妇是不可以减肥的。产妇减肥，要在坐完月子之后，身体恢复得差不多时再进行。这时只要多控制食用热量多的食物，再加上多做运动，就可慢慢地达到减肥的效果。

产妇的下奶秘诀

产妇产后缺乳的情况很常见，无论是先天所致还是后天调理不好，产妇缺乳对于婴儿来说只有一种结果，那就是没有充足的奶汁可吃。这就需要采用各种手段来促使产妇的乳汁分泌更加充足，以保证婴儿有足够的奶吃。具体要怎样做才能达成这一目标呢？月嫂告诉你可以这样做。

首先，产妇要对自己能够完成好母乳喂养的任务有充足的信心，这是进行母乳喂养的一个基本条件。产妇要相信不论自己的乳房大小如何，形状怎样，都是能分泌出足够的奶水来喂养宝宝的。

其次，产妇要对自己的饮食多加注意。月嫂建议产妇要养成每天喝牛奶的习惯，但在分娩刚结束后产妇是不能立即喝牛奶的，否则容易造成胃涨。最好在生产一周后，肠胃恢复动力能够负担得了牛奶以后再进行补充。月嫂建议产妇少吃大鱼大肉，如果产妇摄取的脂肪过多会堵塞乳腺管，不利与乳汁的分泌，只会让自己变得肥胖。所以吃得"好"主要是指吃得"对"，也就是达到既可以分泌充足的奶水还能不让产妇发胖的"食"效。

再次，月嫂会提醒产妇，在喂养婴儿的过程中，两只乳房都要用到。如果产妇只用一边的乳房喂养，乳房就得不到充足的刺激，乳汁分泌自然也会跟着减少。所以要两只乳房轮换着给婴儿喂奶。有些婴儿的食量比较小，吸完一边的奶水后就已经饱了，此时月嫂应利用吸奶器帮助产妇在喂奶之前就把一开始的奶水吸出来，这样婴儿就能吃到后面更香浓稠密的奶水了，而且这时候的奶水无论是口感还是营养都要比之前的更好。

另外，在产妇奶水少的情况下，月嫂要建议产妇增加婴儿吸吮的次数。由于小宝贝在吸吮的时候非常用力，所以产妇正好可以借助这股力量和婴儿在吸奶时带给乳房的刺激效果来达到按摩乳晕的目的。吸吮次数越多，产妇分泌的奶水就会越多。婴儿对产妇乳头的吸吮是最能够刺激产妇乳汁分泌的。每次喂养后都要尽量让婴儿吸空产妇的乳房，这有利于产妇乳汁的再分泌。

有的产妇在给小宝贝哺乳的时候经常会有口干舌燥的感觉，不用担心，这是正常现象。因为在哺乳过程中有一部分水分会流失，所以月嫂在产妇要喂奶时，可以为产妇准备一些豆浆和杏仁粉茶让其饮用，以帮助产妇补充流失的水分，还要让产妇多喝果汁、蔬菜汤等，这样做也能够起到相同的效果。水分的补充也要遵循适度原则，产妇身体内的水分过多会让乳汁变得稀薄，所以想给婴儿提供浓稠而又营养丰富的乳汁，最好还是忍耐一些。

产妇的心理与情绪对母乳是否充足有着很大影响。所以产妇要用平和、愉快的心情去面对生活中的一切。月嫂还要提醒产妇注意多加休息，因为在哺乳期间产妇是非常疲惫的。太过疲惫的话，乳汁分泌的能力就会下降。所以月嫂要多多帮忙照顾产妇与婴儿，为产妇提供一个舒适的休息空间。

如果产妇的乳头受伤、破皮，也会影响乳汁分泌。所以月嫂一定提醒产妇在哺乳时要注意抱婴儿的姿势，并且在平常的洗护中对乳房及乳头要多加注意和保护。

产后催奶

月嫂建议，产后催奶一定要在产妇身体恢复状态良好的情况下进行。一般情况下，在产妇产下婴儿的 7~10 天时，月嫂才开始逐渐为产妇准备一些催奶食物。刚刚生产后的产妇身体虚弱，身体机能各方面还无法及时恢复，所以只需食用一些有益产妇吸收和消化的食物即可。这时的婴儿刚刚出生，胃口也不会很大，所以，尽量先将产妇的身体养好，但也不能忽视对婴儿的喂养。对婴儿及早进行母乳喂养会促进产妇乳腺疏通，避免其发生堵塞。

生产后的一段时间内，产妇的奶水如果还是无法满足婴儿，这时，月嫂就要考虑为产妇准备一些催奶汤让产妇饮用，来促进其乳汁分泌。下奶汤有很多，如猪蹄汤、排骨汤、鲫鱼汤、冬瓜汤，还可让产妇吃一些、花生、虾、芝麻、豆腐等，这些都可以有效地帮助产妇的乳汁分泌。

月嫂也可以采用按摩的方式帮助产妇进行催奶。这种方法更容易帮助产妇起到催奶作用。月嫂是这样做的。

1. 按摩乳房底部　在产妇的乳房下方胸骨处，向上 2～3cm 处会摸到一个如喷状的东西，月嫂会对其进行按摩，这样能促进血液循环，加快血液流通。

2. 横向抖动乳房　月嫂或产妇自己用右手指尖控制乳房，右手保持不动，左手用来抵住底根部，用力晃动，这样也可以产生抖乳的效果。进行时要注意方向保持平衡。

3. 侧向抖动乳房　将乳房自下而上用左手托住底部，用右手抵住左手进行晃动。

4. 向上抖动乳房　将乳房从底部向上垂直上提，对外侧进行环形按摩，促进乳房分泌。

第三章
月嫂对产妇的饮食护理

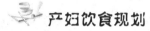 产妇饮食规划

从宝宝出生至产妇的子宫恢复到怀孕之前的状态，最重要的一个环节便是要补充足够的营养。这就要求月嫂要为产妇产后的饮食做一个合理的规划。

1．产妇分娩后由于身体耗气失血严重，因此产妇在生产后的第一餐很重要。在自然分娩的情况下，2个小时后，月嫂就可以为产妇准备一些粥类的流食让她进食。

2．第2天，可以为其准备一些较为软质的普通饭。孕妇生产后，食物所带来的营养对其身体的康复十分关键，因此月嫂会为产妇制定出详细的月子餐。

3．生产后的第1周，为使恶露更好地排除，伤口恢复快，月嫂可以为产妇制作较为清淡、有助消化的食物，如红枣小米粥，清炒山药，炒猪肝等，以此来帮助产妇有效地恢复身体健康。

4．产后的第2周，要增加产妇的饮水量，这对促进产妇乳汁分泌有很大帮助。从这周开始月嫂会为产妇制作一些有助于乳汁分泌的食物，如猪蹄汤、鲫鱼汤、炖乌鸡等，食用这些食物也有利于产妇的营养补充。

5．产后第3周、第4周，产妇体内的恶露已基本排除干净，这时可以针对产妇的身体状况进行补充。月嫂在为产妇制作的菜中可以添

加少许米酒，这对产妇的血液循环十分有利。

　　产妇在月子期间每天需要摄入 3000 卡的热量。月嫂应为产妇准备不同的食物，让产妇均衡的吸收营养，从而保证产妇的身体恢复。

🍴 月子餐的搭配

　　月子期产妇要少食多餐。月嫂应对产妇的月子餐进行合理搭配，这样才能为产妇的身体恢复提供营养保障。

　　1. 少食多餐　月子期的产妇在饮食上会与常人不同，产妇每天进餐的次数要控制在 5~6 次，这样可以有效地减轻食物对胃的负担，保证营养的吸收。另外，月嫂要提醒产妇在每次进餐时也不要吃得太多，以保证消化系统正常运转，帮助产妇营养吸收。

　　2. 粥与馒头　月子餐的食物搭配很重要，月嫂为产妇制作的食物搭配需要有粥和主食，这样搭配不会缺少营养。主食可提供营养，粥可提供水分。月子里多喝汤可调节产妇产后的缺水现象，同时也对乳汁分泌有帮助。

　　3. 荤素搭配　产妇需要的营养多种多样，不同食物中含有不同的营养成分，对身体恢复提供的物质也不同。所以产妇不能偏食，否则会导致营养不均衡，影响身体的恢复。因此，荤素搭配也是月嫂准备月子餐的一个重要考虑事项。另外，月嫂可以为产妇多准备一些含有蛋白质、铁、磷、钙的食物。

　　4. 饮食清淡　产妇在坐月子时，需要饮食清淡。产妇如果在饮食上滋补过量的话，还会导致脂肪过剩使得体型变得肥胖臃肿，而且肥胖的身材也很容易生病。如冠心病，糖尿病等。所以月嫂在为产妇准备食物时不会放太多的调料，除非在有利于产妇开胃的情况下，为提高产妇的食欲，可以少量加入一点。

　　5. 产妇需要多吃一些有利于消化，有利于脾胃恢复的食物。像山楂、山药、大枣等，因此月嫂会将这些食物进行合理搭配后做给产妇吃，这些食物对产妇产后恢复很有帮助。

6. 民俗认为产妇吃鸡蛋可以滋补身体，同时可以促进乳汁的分泌。因为鸡蛋中含有大量的蛋白质、脂肪、8 种氨基酸、多种维生素等，营养比较丰富。且在中医学中，鸡蛋还具有补阴益血、安神健脾、清热解毒等功效。但是鸡蛋不宜多吃，因为它会增加肠胃的负担，不易于消化，容易引起便秘。所以月嫂建议产妇不要多吃鸡蛋。每天吃 2 个鸡蛋营养就可以达到标准的。

7. 白糖性平和，杂质少且纯度高，较为适合夏天生产的产妇。产妇在后期食用白糖是有一定好处的。如果产妇出现发热，手脚冰冷，出汗多阴道流血不断，月嫂会让产妇多食用白糖的。

 剖宫产产妇的饮食护理

1. 富含蛋白质 每天摄入大约 100g 蛋白质就可以满足产妇一天的营养供求，这期间月嫂会为产妇提供一些动物蛋白食用，因为动物蛋白更容易被人体吸收，也不会对人体产生不利作用。

2. 主食多样化 主食需要结合，不要只是单一的吃一种，很多粮食都有极高的营养，像麦片、小米、玉米面等，因此，月嫂会为产妇科学、合理地安排食物。

3. 蔬菜、水果 月嫂会为产妇准备丰富的水果和蔬菜。水果和蔬菜可以有效地促进消化，避免产妇发生便秘，还可为产妇提供更丰富的矿物质和膳食纤维等。

4. 多喝汤 汤不仅营养丰富，极易被人体吸收，还可以帮助产妇提高乳汁的分泌。像猪蹄汤、排骨汤、乌鸡汤等。所以月嫂会为产妇适当地准备这些食物。这些食物不可过量食用，汤食用的过多会使产妇出现胀奶的现象。

产后注意事项：剖宫产的产妇，在产后 6 个小时内，月嫂不可以让她饮水和食用食物；排气后，方可进食其他食物。水果蔬菜都是补充营养的必要选择。

 ## 产妇可以吃螃蟹吗

螃蟹性寒，所以月嫂会禁止产妇在产褥期和哺乳期食用螃蟹。如果产妇过多食用螃蟹的话，会严重损害她和宝宝的身体健康。产妇在这一时期吃螃蟹，宝宝很可能患皮肤过敏和湿疹等疾病。如果产妇必须要吃螃蟹，一定要记得控制进食的量，而且要注意以下几点。

1. 要吃鲜活的螃蟹　尽量不要去吃死螃蟹，因为死去的螃蟹里面的寄生菌会大量繁殖，并扩散到所食用的蟹肉里面。而且蟹肉里含有的高蛋白也会分解产生为组胺。所以螃蟹死的时间越长，里面的组胺就会越多，对身体的伤害也就越大，就算是将螃蟹煮熟或蒸熟，里面的有害物质也不会被轻易破坏，也就说，食用死螃蟹很容易引起食物中毒。

2. 不要生吃螃蟹　现在人们都喜欢生吃螃蟹，其实，这是很不科学的吃法。螃蟹大多都生活在江里或湖里的泥沟中，并且喜欢吃腐烂的动物，因此其很可能体内会含有病原菌和寄生菌。所以吃生螃蟹很容易引发肺吸虫病，引发咯血，如果严重，甚至导致瘫痪。

3. 不要吃螃蟹的胃和鳃　吃螃蟹也不是什么地方都可以吃的，吃螃蟹必须清理好螃蟹的内脏，如果经常食用螃蟹的内脏就很有可能会引起食物中毒。

4. 如果吃螃蟹出现过敏情况，应该立即送往医院。对螃蟹有过敏史，尤其是体弱且过敏的产妇是千万不能食用的。如果实在想吃，可以少吃一点，如果出现过敏现象，要立即停下食用。

月嫂告诉你产后为何不能吃巧克力

　　巧克力口感细腻甜美，具有浓郁的可可香气，是很多妇女的最爱。很多产妇在生下宝宝后，还是想吃巧克力，对此，月嫂会告诉产妇，产后是不能吃巧克力的。如果食用，那么对恢复中的产妇和发育中的宝宝是有很大影响的。

　　巧克力是用可可为原料，添加白糖和甜味剂制作而成的。巧克力中含有很多食品添加剂，这些食品添加剂对产妇身体健康的影响非常大，尤其是对于那些想恢复和调整体型的产妇们，因为过多食用巧克力可能会使产妇体型持续变形，进而越发肥胖。

　　哺乳期的产妇们更要少吃巧克力。因为巧克力中的可可会进入到母乳中，被宝宝吸收，而宝宝器官尚未发育完全，无法消化可可碱。可可碱在宝宝的体内积聚过多，就会影响到宝宝发育，让宝宝的肌肉松弛，还会导致宝宝厌食，没有食欲。过多进食巧克力还会影响产妇乳汁的分泌，使得宝宝的发育受到严重的影响。

　　此外，可可内的咖啡因也会对宝宝的身体健康产生影响。因为它会随着母乳进入到宝宝体内，让宝宝精神兴奋，不易入睡。所以，月嫂提醒产妇，为了自己和宝宝的身体健康，不要吃巧克力。

 月嫂告诉你为什么高级补品要少吃

　　产妇在生完宝宝后，体内会流失大量的能量和气血，鉴于此，一些产妇的家人便开始让产妇大量进食高级滋补品。其实，这种做法是不正确的。月嫂也会告诉产妇及家人，过多食用高级补品同样会给产妇的身体带来损害。常见的高级补品有：西洋鹿茸、金枪鱼、人参等。那么，过多食用这些高级补品会给产妇身体带来哪些伤害呢？

人参中的一些成分能促进人体的血液循环，刺激脑枢神经，使产妇不能得到很好的休息。而如果产妇在手术前食用了人参，在进行剖宫产手术时就极容易引起产妇大出血，从而危害到产妇的生命。而产后乱食用人参会导致产妇体内阳火过于旺盛，引发阳虚。

金枪鱼类补品中富含有大量的有机酸，这种物质很容易遏制血小板的凝固，不利于产妇剖宫产的恢复。

鹿茸有着补肾壮阳的作用，对子宫虚冷、不孕不育等病症确实有着良好的治疗效果。但产妇在产后会阴虚亏损、气血不足，如果这时服用鹿茸会使其阳气更加旺盛，导致阴气亏损会更加严重，造成血液循环不畅。

 ## 月嫂告诉剖宫产产妇胃腹胀气应怎样饮食

产妇在生完宝宝之后，月嫂会禁止产妇吃大量的豆类、牛奶、淀粉类等食物。因为产妇在食用这些食物后，肠道蠕动会大大减少，引起腹部胀气，而且产妇又很难将气排出。所以手术之后，月嫂是不会让产妇食用这些可能导致胃胀气的食物，以免影响产妇伤口的愈合。如果产妇不幸吃了这些使其胃腹部胀气的食物，月嫂应让其食用一些具有排气作用的食物来促进肠胃蠕动。如小米、小麦、豆腐、绿豆、绿豆芽、苦瓜、冬瓜、黄瓜、苋菜、白菜、芹菜、茭白、西瓜、香蕉、枇杷、梨、桃子、兔肉等。待肠胃功能恢复之后再吃一些流食。等到产妇排气之后，可以食用半流食。在此期间，月嫂要让产妇多食用一些易消化而且有营养的食物，慢慢地调理其身体，等到产妇体内的气全部排出后，才可以正常进食了。

月嫂告诉你冬天不应吃火锅

冬天是一个让人食欲大增的旺季，特别是火锅，让人看着就垂涎三尺，食欲大增。但是月嫂不建议产妇在产后立即食用火锅——特别是肉类的火锅。因为吃火锅时为了追求肉质的鲜美，很多人都是将肉片在汤水中一涮就吃了，这种举动在带来唇舌美味享受的同时，也有一定的弊端，那就是，由于这种吃法不能完全杀死肉类里寄生的弓形虫，很容易引发疾病。据统计狗肉中的弓形虫寄生含量最高的为70%，而羊肉中的也在60%，如果长期食用的话会导致产妇腹痛、腹泻。如果食用了味道较辣的火锅，由于锅底添加剂过多，口味非常重，还会导致产妇们口舌生疮，体内生火。而且产妇会通过乳汁将体内的"火"传递给宝宝，使宝宝与妈妈一同"上火"。

月嫂为什么说调料能少吃就少吃

产妇在生产后所食用的食物都是和婴儿息息相关的。产妇所食用的食物会转化成乳汁，婴儿的营养来源就在于母乳。调味品会影响婴儿吸收营养的速度，对婴儿的日后成长也有一定的影响。所以，月嫂会在为产妇制作的食物中，注意调料的使用。

1. 盐　过多的食用盐会使孕妇在怀孕后期出现浮肿。孕妇吃盐多，钠的摄入量会多。由于孕期排钠量减少，容易造成水电体质失衡，导致心脏功能受损。体内钠含量高，又会形成水肿。

2. 酱油　酱油中含有大量的防腐剂和色素，且含盐量高达18%，所以说对酱油的使用月嫂也会有一定量的控制。

3. 花椒八角桂皮五香粉　这些调味品产妇尽量少吃，或者不吃。

因为它们都属于热性调味品，容易吸收肠道内的水分，从而产生便秘症状，所以不管在孕期还是生产后，月嫂都建议其尽量少吃。

4. 味精 属于食物中的添加剂。月嫂在为产妇准备的食物中不会添加味精。成年人食用味精可以说没有害处，但对于婴儿来说就不一样了。婴儿所需的高蛋白在母体遇到味精后就会产生谷氨酸钠，并通过母体的乳汁被婴儿吸收。而谷氨酸钠在婴儿身体中与锌相斥，致使婴儿身体中的锌随尿液排出体外，导致婴儿缺锌。婴儿食用味精后不但对发育造成影响，而且还有可能造成智力下降，胃口差，厌食以及性晚熟等现象。所以说，哺乳期的产妇是不可以食用味精的。

5. 黄酒 分娩后的产妇喝些黄酒会有利于祛风活血，排除恶露和子宫的恢复，而且产妇喝少量黄酒也有利于对乳汁的分泌作用。所以月嫂可以让产妇和一些黄酒。但一定要让她少量的饮用，因为黄酒又称米酒，其主要功能是活血，饮用过多会使产妇因酒性热而上火，口中生疮，婴儿也会受到影响。饮用过多的黄酒还会让产妇恶露的排出时间延长，这样对恢复身体毫无帮助。所以，月嫂可以适量地让产妇饮用。

调味剂虽然是生活中不可缺少的，但对于孕妇和宝宝来说，这些都是隐性杀手，在我们日常生活中一定要注意，所以产妇要听月嫂的安排。对产妇而言，保护好自己的宝宝，就是从饮食开始。

🐦 夏天产妇可以饮用的饮料

闷热的夏天对产妇来说十分难熬，稍不注意便可能引起中暑，所以适当饮用些降暑饮料可以有效地缓解产妇中暑情况。

1. 西瓜汁 月嫂会为产妇准备一些西瓜汁。将西瓜切小丁放入榨汁机内进行榨汁，完成后加少许白糖即可给产妇食用。

2. 绿豆汤 月嫂会给产妇制作绿豆汤让她饮用。将少许绿豆放电饭煲中加水煮，待到水开，绿豆熟了之后，盛出加冰糖饮用，降暑效果极好。

3. 荷叶汁 将新鲜的荷叶碾碎，放入锅中进行煎煮，稍加冰糖，即可饮用，也可加入适量冬瓜食用，效果会更好。这也是月嫂会为产妇预备的。

第 四 章
月 嫂 对 产 妇 的 身 体 护 理

 对分娩后伤口的处理

产妇分娩后会产生伤口，依据不同的伤口，月嫂会采取不同的处理方法。

1. 自然生产伤口　在生产时，如果胎儿头过大，产妇在生产时会导致阴部严重撕裂。医生为避免对产妇阴部的伤害会进行会阴部切口手术，来减轻产妇的生产压力。因为伤口在阴道处，所以要更加小心，以免感染。月嫂要对产妇的伤口注意观察，帮助产妇减少疼痛感。

（1）出现血肿：伤口在缝合后的 1~2 个小时，如果产妇疼痛感增加变强，月嫂或家人应及时向医生反映情况，检查后如果出现血肿的情况，需要对伤口进行二次手术。拆开产妇伤口的线，将肿块清除，然后再进行重新包扎，这样可以减轻产妇的疼痛感，帮助伤口快速愈合。

（2）产后感染：产后 2~3 天会出现感染现象。如果在伤口的周围出现红肿、发热、疼痛等现象，月嫂可在医生的指导下，让产妇服用一些适合抗生素，同时要对伤口进行拆线，使脓液顺利流出。

（3）伤口的处理：产妇出院后，月嫂要帮助产妇对其伤口时常进行消毒，大便后要对伤口处进行清洗，避免细菌感染伤口。恶露未干净的情况下，要每天定时帮助产妇对其会阴伤口进行清洗，清洗时要选用温水，以减轻对伤口的刺激。还应让产妇选用座式马桶进行大便，以防止产妇伤口出现撕裂现象。

（4）伤口保健：月嫂要提醒刚刚拆线后的产妇尽量少运动，因为过大的活动量很有可能使伤口再次裂开。待伤口内部恢复正常后，可以让其进行少量活动。

（5）阴道大量出血：属于不正常的现象，所以这时月嫂也会带产妇及时去就医。

2. 剖宫产伤口　对于实行剖宫产的产妇来说，手术的伤口范围比较大，手术后，7天左右表皮的伤口可以拆线。不过，产妇大概需要6周左右的时间才能使伤口完全恢复。术后刀口恢复很重要。所以，月嫂应坚持每天为产妇换药，保证其刀口处的干燥。产妇在擦浴身体时也要注意腹部的刀口，避免刀口出现破裂、出血等现象。

（1）伤口感染的应对方法：在伤口复原期，可能会出现伤口感染现象，伤口感染后，月嫂要坚持每天3次为产妇进行伤口清洗，若症状严重，刀口处出现红肿、发热等感染现象时，要及时将产妇送医救治。

（2）对刀疤的护理：刀口在术后慢慢结痂，产妇会感觉有些痒，这时月嫂可以在产妇的伤口处涂抹少量的橄榄油，伤口快要愈合时还要提醒产妇，不要用手去撕刀疤，以免伤口在刚刚愈合后感染细菌，使刚刚恢复好的真皮组织受损。

月嫂还要提醒产妇在睡觉时要减少对腹部的张力，身体微曲会对恢复刀口帮助极大。

3. 为了促进产妇的伤口尽快愈合，月嫂会从以下几个方面着手。

（1）为产妇定制饭食，让其能够摄取到丰富的营养。

（2）帮助产妇适度地运动，建议和阻止产妇提取重物。

（3）提醒产妇禁止过性生活，向其阐明此阶段过性生活对身体的危害。

剖宫产手术出血的处理及术后护理

1. 术后出血的处理 有些产妇由于身体方面的原因，不得不做剖宫产手术，但是实行剖宫产手术后，有的产妇可能会出现子宫出血的情况，这个时候月嫂除了安抚产妇的心情，还应带着产妇去医院做进一步检查，确定原因后，要配合医生的嘱咐，采取相应的措施帮助产妇进行康复治疗。

对于实施剖宫产的产妇来讲，子宫感染，子宫复原不全，胎盘、胎膜部分残留等原因都是引起剖宫产手术出血的原因。月嫂应在医生的指导下陪着产妇在医院里做一次 B 超检查，观察产妇子宫是否复原、子宫内是否有残留物等。假如不是这些因素引起的子宫出血，那么很可能是感染所致。这时月嫂要陪着产妇继续做相应地检查，看是否是由细菌感染而引起。确定具体的原因后选择有效的抗生素来进行治疗。

出现出血现象时，月嫂要对产妇做更精心的护理，包括精神护理以及身体上的护理，一方面让产妇不会产生太大的心理负担，另一方面使其身体有抵抗疾病的更大的能量。

2. 剖宫产术后护理 剖宫产的术后护理方法与其他分娩方式的护理方法大同小异。

当产妇身上麻醉药品的药效消失后，产妇就可以适当活动自己的肢体了，这不仅能促进肠蠕动的及早恢复，还能够防止肠粘连或者形成血栓。为了减轻产妇刀口的疼痛，月嫂要帮助产妇采取半卧位；为了避免加重肠胀气，月嫂提醒产妇不能喝牛奶、豆浆，以防止肠道产生大量气体对产妇产生不良影响。在进食时，也要适宜，否则会影响刀口愈合。

有些人认为人参等补品能够促进刀口的愈合，月嫂提醒产妇及家人，其实这是一种误解。据研究发现，人参不仅不能促进刀口愈合，而且会使刀口长时间渗血，所以产妇要慎用人参。除此之外，月嫂还提醒产妇避免较长时间地保留导尿管，当导尿管拔掉后要在有尿意的时候按时排尿，以避免引起尿道感染。

 剖宫产后的锻炼

剖宫产的产后锻炼对产妇在后期的恢复有极大的帮助。在生产6个小时候后，月嫂可以根据产妇的身体状况，帮助她试着对身体的不同部位进行少量活动，以有效地促进产妇的血液循环，加快产妇体能恢复。

手术后，为防止出现产后肠粘连，产妇在排气后，月嫂可以帮助产妇进行较为简单的四肢活动，也可帮助她进行身体翻转，这样可以防止产妇因长时间卧床造成的身体血流不畅。在3~4小时内，月嫂就要帮助产妇进行一次翻身，以保证血液的畅通。

在正常进食的情况下，产妇可以下床进行少量活动。但月嫂一定要提醒产妇保护好伤口，避免对伤口的伸拉，导致伤口二次受伤。也可以帮助产妇在床上进行一些伸腿、屈腿活动，以促进其血液循环。如果刀口在恢复中没有受到感染，恢复情况良好，产妇可以在拆线后进行适当的肢体运动。

产妇护理要求如下。

1. 测量体温 产妇在术后都会有低热现象发生，这种现象十分正常。在产妇生产后，月嫂要时刻关注产妇的体温，最好一天要对其进行2~3次的测量，以确保对产妇体温的掌握。如果发现产妇无法正常退热，应引起重视，这有可能是因其伤口感染而导致温度居高不下的，所以，需要及时找医生进行治疗。

2. 血压 产后，产妇很有可能因为突发出血导致血压降低，脉搏跳动速度过快等现象，所以对产妇身体出血状况月嫂要格外谨慎小心，时刻给予关注。

3. 刀口异常 刀口出现异常主要是出现刀口感染，刀口内侧轻微出血，子宫恢复不良等现象。这些看似是小事情，但也需月嫂对其及时进行杀菌消毒，情况严重时还要及时请医生。

 对恶露的护理

产妇产后会有坏死而脱落的子宫内膜、宫颈黏液以及血液混合物从阴道排出。而恶露的情况是与产妇的身体恢复情况挂钩的。所以月嫂会观察恶露，以了解产妇身体的恢复情况。恶露的量、恶露持续的时间、颜色以及气味是观察恶露的主要着眼点。

产后第 1 天，产妇的恶露流量是最多的，但一天之内的出血量应不超过 400ml。正常恶露总量为 500 ~ 1000ml。恶露的产生是一种生理现象，一般持续 4~6 周。产后第 1 周，恶露的量较多且颜色呈鲜红色，包含大量的血液、小血块以及坏死的内膜组织，此时的红色恶露也称血性恶露。而颜色呈淡红色，排出物似浆液的浆性恶露则出现在产后 1 周左右。浆性恶露的主要成分包括宫颈黏液、坏死蜕膜、阴道分泌物及细菌。

一般来说，产妇在产后 14 天后，排出的恶露除了在量上会继续有所减少外，颜色也会从红色转为白色。这时的恶露略黏稠并含有大量的白细胞、坏死内膜以及表皮细胞和细菌，被称为白色恶露。白色恶露可持续两三周。如果由于妊娠产物如胎盘、胎膜残留感染或产后休息不好而导致产妇子宫复旧不良，就会延长恶露的时间。正常恶露，无论是红色的血性恶露、淡红色的浆液恶露，还是白色恶露，都有股血腥味，但无臭味。如果月嫂发现产妇的恶露有腐败臭味，或恶露呈现出了浑浊的土褐色，且子宫有压痛时，要提醒产妇或其家人产妇的子宫可能有感染存在。

　　月嫂应注意观察或是辅导产妇自己去观察恶露的情况，从以上描述的质与量、颜色与气味几方面注意情况是否正常，并根据恶露的情况大体判断子宫恢复的快慢以及会否存在异常问题。如果出现恶露淋漓不尽、产后20天内还有红色恶露的情况，或者做B超检查为子宫复旧不良、宫腔内有组织，月嫂应向医生寻求解决办法，帮助产妇调理身体，以更快地使其子宫复旧。同时，在此期间，月嫂一定要阻止产妇家人用民间验方来治疗产妇的恶露。为防感染，月嫂还应提醒产妇产后经常更换卫生巾，以保持会阴清洁。

 帮助产妇早些排尿

　　因为生产时间较长，胎儿挤压到膀胱会引起产妇尿道出现充血、水肿的情况，致使产妇可能会出现不能自解或是有解小便但解不干净的感觉。如果出现这种情况，月嫂可以做一些流食或是带汤水的食物让产妇吃，还要让产妇多喝一些红糖水，因为这样可以使产妇的膀胱快速充盈起来，产生尿意，从而促进产妇顺利排尿。

　　产妇在产后2小时以后，月嫂就要帮助她进行排尿。月嫂可以帮产妇轻轻按摩膀胱部位，消除其尿道充血、水肿的症状，从而使产妇顺利排尿。

 产妇尿失禁的护理

　　生产后对产妇尿失禁的护理也很重要。出现尿失禁的情况是因为胎儿在生产过程中对膀胱进行挤压，另外，在生产过程中阴道撑开导致阴道内有所断裂也会出现尿失禁的现象。

月嫂要时刻提醒出现尿失禁的产妇，让她尽量避免打喷嚏、开口大笑、弯腰等，因为这些动作都会导致产妇不由自主地排尿，而且老是觉得有排不完的现象出现。

当然，对于尿失禁应采取有效地预防。要想有效地预防产后尿失禁，就要在产前做好准备工作，避免出现此类情况。因此在生产前，月嫂应提醒孕妇在宫口未开全之前尽量减少用力，在生产后期尽量将膀胱里的尿排干净，这样就可以有效地减轻对膀胱的伤害。在此期间，产妇还要避免便秘的情况发生。为恢复尿道肌肉的收缩力和骨盆肌肉间的韧性产妇还需要多加锻炼，补充营养，这样做对预防出现尿失禁十分有帮助。

产妇若已出现尿失禁现象，需要及时询问医师，并在月嫂的配合下进行盆骨肌肉恢复训练操的锻炼，以改善尿失禁的情况。

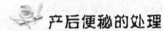 **产后便秘的处理**

由于产妇在生产后腹压消失，饮食上缺少纤维素，身体虚弱，加之长时间卧床，使胃肠蠕动变慢，而下蹲时会阴伤口又会很痛，所以很多产妇会出现便秘症状。一旦产妇出现便秘，月嫂可以帮助产妇这样进行调理：在饮食上给产妇多提供易消化的流质食物，让其多喝汤、多饮水，多吃新鲜水果和蔬菜，帮助产妇适当地进行活动，这有助于产妇顺利排便。此外，要让产妇多吃可以促进肠道蠕动的食物；如蜂蜜、香蕉等；告诉产妇保持愉快的心情，因为心情郁结会使胃酸分泌变慢，从而影响排便。产妇在排便困难的情况下要忌食辛辣、油腻、刺激的食物，也不能食用咖啡、茶一类的饮品。

剖宫产产妇因为腹部刀口的原因要小心注意，在排便前月嫂让产妇多吃些水果，促进肠道蠕动，避免出现便秘现象。月嫂还要提醒产妇在排便时要小心用力，避免伤口出现破裂现象。

产后会阴护理很重要

由于会阴伤口与产后恶露和日常的大小便经常"做伴"，所以非常容易造成产后生殖道的感染。这样一来，产后会阴的护理就显得尤为重要。如果会阴伤口愈合得不好，对产妇今后的生活会产生很大影响。那怎样护理会阴呢？

1. 保持外阴清洁　月嫂要帮助产妇勤换护垫和内衣裤，在产妇大小便后用清水帮助其清洗会阴，每天用0.1%的新洁尔灭溶液进行外阴擦洗，擦洗时最好由前至后进行，以免污染伤口。每日至少擦洗1次，直到产妇的会阴伤口拆线为止。

2. 保持正确的卧位　月嫂要多提醒产妇尽量用左侧卧位，一方面这样可以减少产后流出的恶露侵及伤口的概率；另一方面保持正确的卧位还会促进血液循环使伤口加快愈合。

3. 勤做缩肛的动作，这样不仅能够加快会阴组织的恢复，也会加快产道的恢复。

4. 外阴伤口肿胀疼痛的产妇，在排除感染的情况下，月嫂可以用75%的酒精或50%的硫酸镁纱布帮助产妇湿敷外阴，以缓解其肿胀疼痛感。

5. 当会阴伤口出现明显的疼痛或有异常分泌物时，月嫂应立即检查产妇的伤口是否存在感染情况，必要时要请医生对其进行治疗。

大多数的产妇只要在产后护理得当，会阴伤口就能快速愈合。常规来说，产妇在产后3~5天就能拆线。如果是用可吸收的线进行的内缝合，就不需要拆线了。

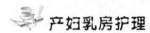 产妇乳房护理

1. 清理乳房

（1）哺乳前：月嫂建议，产妇在给婴儿喂乳前应先对乳房进行清洗，并在乳头上涂抹少量植物油，这样可以帮助产妇去除附在其乳头上的汗液、污垢等一些脏东西，以免婴儿因接触细菌引发疾病。产妇可用温水对乳头进行清洗，慢慢将结成痂的脏东西清洗干净。

（2）哺乳后：在哺乳后，产妇应将乳房进行擦洗，以避免乳头被细菌感染，影响婴儿健康。在婴儿每次哺乳之后都要对乳房进行清洗，但清洗时不要用香皂，以免伤害到乳头本身的保护膜；也可将乳汁涂在乳头周围，等到乳汁晾干后就形成了天然的保护膜。

2. 预防产后乳房皲裂　产妇给婴儿喂奶时，月嫂要注意预防产妇乳房皲裂。产妇在开始喂奶时会有些疼痛感，那是因为婴儿还不太会吸允，这种疼痛是正常现象，持续时间也不会过长。若乳头上有皲裂现象，会导致乳头的疼痛感有增无减。因此，月嫂需要留意产妇的乳房皲裂现象，并帮助指导产妇进行乳头保护。

月嫂提醒产妇应对婴儿的食量有所了解，尽量避免婴儿出现太过饥饿的情况，这样就可以降低婴儿对乳头的伤害，同时还要注意正确的喂乳姿势。

喂乳后，切记不能强行将乳房拉出，可轻轻压住婴儿下巴，小心地将乳头从婴儿嘴中拿出，避免乳头破裂。

月嫂可以建议产妇使用乳盾，通过乳盾可以减少婴儿对乳头的损伤，从而达到保护作用。但在使用前月嫂一定要用开水或消毒锅对其进行常规消毒，每次用完后，都要进行消毒，方便下次继续使用。

3. 对产妇乳头内陷的护理　有一小部分产妇会出现乳头内陷的情况，这种情况下，就需要月嫂想办法让产妇的乳头凸出，从而保证婴

儿喂乳的顺利。

（1）吸引法：在这种情况下，月嫂可以选用吸奶器对产妇的乳房进行反复的外吸。利用相反的压力使乳头产生向外膨胀的效果。

（2）乳头矫正器：乳头矫正器可以帮助内陷和平坦的乳头恢复，达到很好地矫正乳头内陷的作用。出现这种情况还可以通过吸奶器将乳头吸出，再放入婴儿嘴中。这样可通过婴儿对乳头的拉力，将乳头拉出。增加婴儿的吸奶次数，也可以改变乳头内陷的现象。

（3）合适的胸罩：月嫂要建议产妇戴合适地胸罩，胸罩合适可以很好地减小胸罩对乳房的伤害，产妇的胸罩过紧，会使乳头内陷更加严重，太过疏松又无法起到对乳房的保护作用。

 不同体质的产妇护理

1. **热性体质**　热性体质的产妇往往会出现便秘、上火、口干舌燥、怕热等现象。对这样产妇的护理，需要用食物进行去火。所以月嫂可以为产妇准备一些鱼汤、黑糯米、排骨汤等，也可在汤里添加些冬瓜、丝瓜等蔬菜，这些蔬菜都有去火的功效。另外，易上火的食物，如麻油、酒等，月嫂尽量不要给产妇吃，要为她选用有去火功效的食物进行滋补。水果中荔枝、龙眼也不可多吃。

2. **中性体质**　中性体质的产妇比较平稳，没有太大的差距。所以月嫂在选择食物上可以放开一些。在补充营养的同时，只要注意避免让产妇上火，均衡补充营养就可以。可以吃些助消化的水果即可。

3. **寒性体质**　寒性体质的产妇，身体会出现舌苔发白、流清鼻涕、容易感冒、身体冰冷、面无血色等症状。因此，寒性体质的产妇要注意对温性食物的进补，所以月嫂可以为其制作麻油鸡、十全大补汤等。这些食物可有补血顺气、促进血液循环的功效，还可增加筋骨的坚韧，避免身体出现酸痛症状。此时月嫂要禁止产妇食用寒凉的食物，如梨、哈密瓜、柚子、木瓜等；可以让产妇多食用一些荔枝、苹果、龙眼。

 月嫂如何应对产妇的头痛

很多产妇坐月子时会偶发头痛。产妇头痛是什么原因造成的呢？有哪些治疗头痛的方法呢？

坐月子时产妇感到头痛的首要原因是由于分娩而引起的。因为分娩时失血过多，导致了产后气血不足、血不养脑、脑髓空虚，所以，产妇会感到头痛。而产后恶露排除不净，会导致血瘀的状况出现，瘀血上冲，脑络受阻，血行不畅也可以导致头痛。产后作息不规律同样会引起头痛。此外，导致头痛的原因还有通风，产妇在风口休息以至受风，或者洗头洗澡后，没有及时地增添衣物、没有吹干头发，致使身体受凉等。

产妇一旦头痛，月嫂可先让产妇喝一点姜水，或者用煲姜皮水洗个澡，以祛除体内的风寒。也可以选择冰袋冷敷的方法，即将冰块放在毛巾里包好，敷在头痛的部位。冷却会使头部血管收缩，从而使疼痛症状缓慢减轻。冰敷完后躺下来休息一会儿，基本就不会再痛了。还可以在偏头痛发作时，选择一间光线较暗、相对安静的房间里休息一会儿。一般，只要睡上半个小时，偏头痛的症状就会有所减缓。也可以按摩头部，太阳穴是偏头痛按摩的重要穴道，可以用食指来回按压，或者用拳头在太阳穴到发际处来回轻轻地按摩。也可喝一些药膳汤，如天麻排骨汤（具体做法如下：先将天麻敲碎，用热水泡上一夜；然后将泡过的天麻汤和排骨一起小火炖2个小时左右。不能放盐，只能放少许的老姜片和花椒）。此汤对缓解头痛十分有效，而且具有温补功效，非常适合身体虚弱的产妇。

产妇如何避免患上"妈妈手"

很多新晋妈妈们在月子期时会出现手腕部疼痛的症状，而且随着时间的推移这种症状会越来越严重——大拇指无法用力，手腕会肿起来，连写字、握东西这些基本的动作都很难完成。这种症状被称为桡骨茎突腱鞘炎，它是常见月子病的一种，俗称"妈妈手"。产妇患上"妈妈手"的主要原因是妈妈们的手腕长时间处于一种屈曲的状态，从而阻碍了血液循环。为了防止产妇患上妈妈手，月嫂一定要提醒产妇，告诉她一些注意事项。

1. 掌握好抱宝宝的正确姿势　在产妇抱宝宝时，月嫂要告诉产妇需把宝宝的主要重心放在前臂上，手腕只起到轻轻扶挡的作用即可。另外，一个姿势不要保持过长的时间，要经常变换姿势，最好是两侧的手臂交替着抱宝宝。

2. 避免肌肉损伤　产妇可适当做一些运动或者家务，但注意时间不要太长，因为运动时间太长，会使肌肉处于一种紧张状态，导致手指和腕部的肌腱和神经损伤。

3. 注意手部保暖　月嫂要提醒产妇在月子里注意手部保暖，避免遭受寒冷刺激，不给"妈妈手"留有可乘之机。

4. 适当地进行手关节运动　当腕部出现酸胀感时，可以甩甩手（上、下、左、右转圈），这样不仅能消除酸胀感，还能锻炼腕部的灵活性。

 ## 冬天产妇应怎样预防感冒

产妇通常会气血两虚，抵抗力下降，再加上出汗量增多，全身毛孔经常处于张开的状态。而由于产妇在冬天多数时间都会呆在恒温的室内，所以一旦她们突然遭受巨大的温差变化，很容易患上感冒。

那产妇在冬天要怎样预防感冒呢？

1. 经常搓手　月嫂要告诉产妇经常搓手，人的手上有很多重要的穴位和经络，经常搓手可以加速手部的血液循环，疏通经络，增强身体的免疫力，进而提高产妇对抗感冒病毒的能力。

2. 足部保暖　月嫂会建议产妇重视足部保暖。产妇最好能时刻穿着袜子，因为脚部一旦受凉，会引起鼻黏膜血管收缩，这样产妇就非常容易地受到感冒病毒的侵扰。

3. 保湿、通风　产妇的卧室温度最好保持在 20～24℃，但月嫂建议，在注意保温的同时也要注意通风，而且不论什么季节都应该养成通风的好习惯。每天最好开窗通风 2～3 次，每次 20～30 分钟。而空气干燥时，可以在房间里放一个加湿器，如果没有加湿器放一盆水也可以，这同样能起到预防感冒的作用。

4. 皮肤清洁　产妇产后出汗量会增多，衣裤、被褥经常会被汗水浸湿，这非常利于病菌的繁殖生长，因此月嫂会对产妇的衣裤和被褥勤换、勤晒，这样不仅能使产妇保持清洁，还能使产妇远离病菌。

5. 隔离消毒　新妈妈刚生下宝宝时，如果有家人患了感冒，一定要立即对其采取隔离措施。然后用食醋熏蒸法进行空气消毒。消毒的具体做法是：加水将食醋稀释成 2：3 比例的醋水（以每立方米 5～10ml 食醋的比例为宜），然后关紧门窗，加热醋水，使其蒸发到空气中。此法具有消毒防病的功效。

怎样轻松远离产后抑郁症

产妇要想拒绝产后抑郁症，月嫂要提醒产妇，拒绝做以下这 8 种类型的妈妈。

1. 没做好为人母的心理准备　有很多夫妻原本并没有生宝宝的打

算，但是宝宝却在不经意间来了，只好决定生下宝宝。这种类型的妈妈通常要用很长一段时间来消化"当妈妈了"这一事实。她们开始面对有了孩子之后的一切琐碎，有些人不能很好地自我调节，就会患上产后抑郁。

2. 心智还不成熟　对于一个心智还不算成熟，总需要别人来照顾的女人来说，产后得抑郁症的概率会更大。因为她们不能接受突然的角色转换，这样的妈妈们就需要家人多与其谈心，来舒缓她们的不良情绪，以有效地降低她们患产后抑郁症的风险。

3. 爱发脾气　有的妈妈很爱生闷气，爱发脾气，遇事时也不能冷静地思考问题，而是一味地钻牛角尖。所以遇见这种类型的妈妈，家人们就要注意了，在她们孕产期时千万不要刺激她们，凡事要尽量地顺着她们，以让她们的心态保持平和，远离抑郁情绪。

4. 对孩子有性别歧视　受一些封建因素的影响，有些妈妈十分在意孩子的性别，历经千辛万苦生下的宝宝性别跟自己原本期望的不同，这很容易使妈妈的心情陷于郁闷、忧虑等不良情绪中，而这样她们患产后抑郁症也就是自然而然的事了。

5. 婆媳关系不融洽　婆媳之间如何相处是家家都要面对的问题，只不过有轻有重而已。刚刚生下宝宝，妈妈们的身体和心理都很脆弱，这时候一些很小很平常的细节，都会让她觉得无法忍受。这就使得在原本就很难相处的婆媳关系里，又演变出一系列的矛盾。而产妇想要远离抑郁症，就一定要避免在月子期与婆婆发生争执。

6. 夫妻感情不太好　有的夫妻原本感情就不是很好，怀了孕之后，女性身体的特殊激素分泌，会让女性比孕前更加敏感，如果夫妻双方不能变换一种恰当的相处模式，只会将关系弄得更加糟糕。有些夫妻试图通过孩子来缓和僵局，这种想法是不对的，对于那些千辛万苦生下孩子的妈妈们来说，迎接小生命的目的变得不再单纯，这会让她们产生严重的心理负担，从而患上产后抑郁症。

7. 月子期睡眠质量不好　现在很多妈妈无论白天晚上都是自己一

个人带孩子，长时间身体上的劳累，很容易使她们产生易怒、委屈、烦躁等不良情绪，甚至她们会无故地产生怨恨，所以新晋爸妈之间要经常交流，相互理解对方，不要把对彼此的不满情绪放在心里。

8. 为抚养成本问题而烦恼　物价上涨，很多东西都变得非常贵，这使一些产妇在孩子出生后，就开始忧虑起孩子的奶粉、营养品、尿不湿等各种必需品的费用，而且现在很多食物的可靠性非常低，一些不法产品的曝光也会增加妈妈们的精神压力，而精神压力过重，人就会变得易怒、烦躁，就很容易患上产后抑郁症。

 ## 怎样通过食补调理产妇产后出汗

通常来说，以下两种类型的产妇最容易出汗。

1. 阴虚型　此类产妇除易出汗外，通常有头晕心慌、手脚心发热、心烦易怒、盗汗等症状。

2. 气虚型　此类产妇很容易出现自汗现象，通常表现在出汗之后极容易感冒，而且会有头晕、浑身无力、胸闷气短等症状。

因此在生产后，月嫂会采用一些食疗的方法，使产妇摆脱出汗的困扰。

对于阴虚的产妇月嫂会通过让产妇食用猪肚粥来调理其出汗的症状。

原料：猪肚1个，人参3g，黄芪15g，莲实30g，粳米50~100g，小麦、葱适量。

将猪肚搓洗干净，放入锅中与小麦同煮至半熟。取出猪肚后切成细丝。将所有中药切碎，装入纱布袋内，再加水与猪肚同煮至熟烂。取出药袋和猪肚后，用剩余的汤汁下米煮粥。将粥煮熟后，放入葱即可食用。

对于气虚的产妇，月嫂会通过让产妇食用党芪五味炖猪心来调理其出汗的症状。

原料：猪心 1 个，党参 12g，五味子 9g，黄芪 12g。

将猪心与党参、五味子、黄芪放入砂锅中，加水小火炖 1 小时左右，然后加入适量盐即可食用。此汤每隔 1 天吃 1 次。

第 五 章
月嫂对产妇产后
身体恢复的提醒

 怎样防止产后脱发

在生完宝宝后，产妇出现脱发是正常的事情。当这种现象发生后，产妇应该如何避免脱发现象继续呢？产妇脱发原因大多是营养供应不足，因此月嫂要让产妇饮食多样化，多补充一些富含蛋白质、维生素和矿物质的食物。

月嫂还建议产妇要多吃些绿色蔬菜，绿色蔬菜中含有的无机盐可中和危害头发的酸性物质，让它变成没有危害的物质排出。另外，还要多食用一些酸奶等低脂乳制品，多吃胡萝卜、牡蛎、豆类食品，这些食物均有利头发的生长。

 产后如何减掉大肚子

很多产妇在产后肚子都会很大，这样的身材让新妈妈们特别烦恼。那她们怎样才能减掉大肚子呢？现在月嫂向新妈妈们推荐以下几种方法。

1. V形瘦肚法　妈妈平卧在床上，双脚与上半身微微抬起，大约各自抬高 45°，保持约 8 秒。然后根据妈妈自身的体力做下去。这样妈妈的形体就会呈现 V 形。这个小运动能使产妇锻炼腹部肌肉，消耗体内大量脂肪，达到瘦肚子的目的。

2. 连续起身运动瘦肚法　这个运动有点像被改编的仰卧起坐。起身时，腿部和臀部静止不动。注意要利用上半身的力量起身，然后，腿部保持静止不动再躺下。每天坚持做这样的运动，就可逐渐燃烧掉产妇多余的脂肪。

3. 抬腰运动瘦肚法　先静躺在床上或者铺了瑜伽垫的地板上，然后将腿部微微向下弯曲，把手放在锁骨旁边。接下来，开始深呼吸，尽量用上半身的力量抬高腰部，坚持 5 秒，然后慢慢躺下来。这个运动要坚持做下去，才能看到效果。

4. 抬腿运动瘦肚法　先静躺在地毯上，然后把手放在身体两边，轮换着抬起左右腿。这时，你会发现你的腹部正在做运动。每天这样做，坚持一段时间，肚子就会慢慢瘦下来。

产后要怎样抵抗皮肤老化

皮肤老化是新妈妈最担心的事情。如果在脸上留下了岁月的痕迹，那么想靠护肤产品彻底消灭脸部皱纹是绝对不可能的。但是如果产妇平时对皮肤细心呵护保养的话，想要保持肌肤的年轻活力还是有可能的。那产妇要怎样在产后抵抗皮肤的老化呢？月嫂是这样建议的。

胡萝卜素里面含有抗衰老的氧化物，它是一种食物中含有的色素，可以在人的身体里转变成维生素 A，以用来生成新的细胞。甜椒、枸杞、西兰花中含有丰富的胡萝卜素，胡萝卜中含有的氧化物更多，所以产妇可多食用胡萝卜，以抵抗皮肤老化。

水是人体之源，有利于稀释血液、新陈代谢，有保湿润泽、养颜的作用。所以，产妇要多喝水，补充身体所需的水分，以延缓皮肤的衰老。

 ## 鸡蛋清能除妊娠纹

鸡蛋清性寒，有清热解毒之功效，能促进组织伤口愈合，还对皮肤美白有一定的帮助。鸡蛋里含有大量的蛋白质和少量醋酸，所以它还能帮助产妇消除妊娠纹。

月嫂是这样为产妇介绍利用蛋清消除妊娠纹的：将腹部清洗干净，用手心以圆圈按摩。按摩 10 分钟左右后，将蛋清倒在腹部上面，涂均匀，静止 10 分钟，擦掉，再做 10 分钟按摩。这样可以使皮肤吸收得好，更有利于妊娠纹消退。当然，月嫂也可以帮助产妇这样做。

 ## 产后的针灸调理

在生完宝宝之后妈妈的内环境会有重大变化——激素的分泌失调、脾胃不和、气血失调，而想要尽快恢复产前状态，月嫂建议，妈妈们可采用针灸的办法来调理身体。

通常，生完宝宝 2~5 个月是产妇针灸调理身体的最好时期。在这段时间里通过针灸调理身体，效果会十分显著，而且只需大约 7 天的时间，就可以解决身体里面埋藏的隐患，帮助妈妈恢复到产前的理想状态。生完宝宝 5~8 个月时，是产妇针灸调理的重要阶段，这时产妇在生产时潜在的问题就会出现，如果不及时调理，就可能会引起一系列的反应，如产后脱发、产后肥胖症等。

产后 8~11 个月是产妇产后调理的最后时期，在这段时间里虽然调理的效果会十分缓慢，但如果错过了这个时机，很多产时出现的不良状况就有可能会成为一些疾病的病根。

喝红酒也能使产妇恢复身材

红酒是很多女士的最爱。它发源于浪漫之都巴黎，不仅口感很好，度数低，而且对一些疾病有治疗和预防作用。优质的葡萄酒中含有大量的铁，对女性有极大的好处，可以起到补血的作用。而由于葡萄酒可以防止脂肪的堆积，所以对产妇产后的体形恢复也有一定的作用。所以月嫂可以让产妇喝一点红酒。但处于哺乳期的妈妈一天最多只能喝50ml，而且应该选在哺乳完宝宝后饮用，这样下次喂宝宝的时候奶水里面的酒精就已经被分解了。红酒含有大量氨基酸，对预防乳腺癌、胃癌等疾病都有一定的作用。

产后要小心脂肪肝

老人们总是认为产妇产后需要大补。于是天天给产妇吃鸡鸭鱼肉，结果导致产妇营养过剩，脂肪合成过多，超过了肝脏器官处理的限度，以致肝脏的负担过于沉重，脂肪代谢缓慢，从而导致脂肪在肝脏内堆积，使产妇们得了营养平衡缺失的脂肪肝。

现在有很多产后妈妈因为产后大补而患上了脂肪肝。所以月嫂提醒产妇产后不能只吃大鱼大肉，要做到营养均衡，而且荤素搭配要成比例。这样才能使产妇远离脂肪肝。

产妇产后要注意保护自己的视力

有些产妇在生完宝宝之后会感觉自己的视力下降了。产妇的视力下降是因为在怀孕的时候身体内的雌性激素波动造成的。这被称为假性近视，只要治疗得当，很快就能痊愈。对此，月嫂建议产妇可适当滴一些散瞳药，这样远视力就会有所提高。当然，也可以使用检影法验光，这样近视就会立马消失。但是如果妈妈们不注意保护自己眼睛的话，假性近视就会发展成真近视。所以产妇出现假性近视时不但要配合医生的治疗，而且自己也要注意，不要躺在床上看书，不要熬夜玩手机、电脑。

在生完宝宝之后，也有许多产妇感到眼干眼涩眼疲劳，还害怕强光照射。其实这并不是什么大问题，主要是因为产妇在生产完后，气血亏损过多，对器官功能产生的影响所致。

出现这种情况时，月嫂应告诉产妇适当吃一些维生素A，多吃一些龙眼、胡萝卜、枸杞、鱼肝油等食物。同时不要在强光的地方读书，而且每天要好好休息，不能熬夜，这些方法对于产妇产后眼睛的保健尤为重要。

 ## 切勿过度使用挤奶器

有很多妈妈奶水多，宝宝又吃不完，而如果不用挤奶器挤出来，不仅会导致乳腺炎的发生，还会浪费掉。基于此，有些妈妈喜欢把奶挤出来，然后冻到冰箱里。但是女性的乳头是十分娇嫩的，错误地使用吸奶器去挤奶，会导致很多疾病的发生。所以，月嫂建议慎用挤奶器。

第一次哺乳宝宝的女性都会有乳头疼的现象，如果坚持几天很快就能适应孩子的吮吸。但还是有些"娇气"的妈妈无法适应，不是给孩子喝奶粉，就是用吸奶器吸出母乳喂孩子。这样就会造成乳腺不畅通，加大产妇患乳腺炎的概率。

小心产后肾虚

生完宝宝之后，一些产妇会感到自己的身体越发虚弱，身体疲惫不堪，并伴有腰酸背痛、失眠、盗汗、月经异常等疾病。而这些症状，都属于产后肾虚。

对于产妇来说，生宝宝本来就是一件损耗肾气的事情。顺产的妈妈，只要产后调理得当，修养充分，营养补充得好，气血就会很快恢复。但是剖宫产的妈妈却可能会因为失血过多，出现身体虚弱、气血不胜的情况。而坐月子这一习俗就是为了帮妈妈调理身体的，但是却有很多妈妈不把坐月子当一回事，没有合理地补充营养，甚至有些妈妈产后性生活频繁，而这些都是导致她们产后肾虚的根源。

还有一些妈妈，不仅承担着照顾宝宝的事情，还要去上班，这样更可能使自己疲劳加倍，导致肾虚。

肾虚对人的身体健康有很大影响，因此，肾虚的妈妈们一定要注意调养身体，了解什么食物能够起到补肾的作用。月嫂建议这些妈妈们，多食用黑芝麻、黑米、黑豆、核桃仁等，这些对补肾养肾有一定的帮助，所以产妇可适量地吃一些。如果肾虚严重，可以去医院配几副中药来调理身体。只有精气得到恢复，体力才能够恢复到产前的状态。

小心产后乳房会"缩水"

产妇们都有这样的烦恼——在哺乳期时乳房挺拔有弹性，可给孩子断奶后乳房就开始慢慢萎缩，失去了往日的挺拔与弹性。

怀孕之后由于雌性激素分泌增加和乳腺组织增生，孕妇的乳房会

　　明显增大。产下宝宝之后，尤其不再哺乳宝宝时，产妇体内的激素逐渐减少，胸部的脂肪和乳腺组织快速减少，由于原本乳房所容有的物体消失，原来被撑的饱满的乳房也就会松弛下来，出现下垂现象。

　　而有些产妇担心再次怀孕，对性要求冷漠，可是在缺乏性刺激的情况下，乳房是会"缩水"的。

　　对于轻微萎缩和下垂的乳房，产妇可以通过胸部锻炼和按摩恢复乳房的坚挺和弹性。对于胸部变形严重的产妇来说，想要恢复完美的胸部线条，就要去找专业的整形外科医生寻求帮助了。

第六章
月嫂对新生儿的护理

 新生儿的身体状况

1. 新生儿的体貌状态 足月出生的健康新生儿，头发浓密，身体被胎脂覆盖，指甲长过指端，足底有横纵交错的足纹，各项身体特征已发育明显。新生儿的皮肤很薄，无比娇嫩，用手背抚摩可感觉到光滑柔软。而有的新生儿出生后由于裸露的皮肤受到日光照射，会出现红斑，但几日后便可自行消退。

2. 新生儿黄疸现象 新生儿在出生后 2~3 天会出现黄疸，新生儿黄疸是新生儿时期由于胆红素代谢异常引起血中胆红素水平升高而出现皮肤、黏膜及巩膜黄疸为特征的病症。月嫂需要让产妇了解的是：黄疸分为生理性和病理性两种。生理性黄疸在宝宝出生后 2~3 天出现，4~6 天达到高峰，7~10 天消退，其症状可轻可重，轻的可能看不出来，只有在光线特别强的时间才能看到。而重的一眼就能看出来。虽然生理性黄疸持续时间较长，但新生儿除有轻微食欲不振外，无其他临床症状。因此生理性黄疸是正常现象，大多数在半个月之内便可消失，不会影响宝宝的健康。但如果超过半个月仍不退且黄疸出现过早，新生儿大便呈白色，可视为病理性黄疸。这时，月嫂会建议孩子的家长带他去看医生。

3. 新生儿呼吸状况 新生儿的呼吸是每分钟 40~45 次；新生儿的心跳波动比较大，刚出生时每分钟 100~120 次，7 天之后会增加到每分钟 140~180 次，满月时每分钟 120~160 次，以后会随着年龄的增长而减慢。

4. 新生儿的大便 新生儿第一次排出的大便叫做胎便，一般在出生后 10~12 小时内排出，胎便的正常颜色为黑紫色。而小便在出生后 6 小时便排出，如果超过 24 小时未排大小便，必须告诉医生。

5. 新生儿的胃容量 许多爸爸妈妈并不知道新生儿的胃容量，所以每次喂宝宝都不知道喂多少，只是凭经验来喂。掌握了新生儿的胃容量，便可掌握每次的喂奶量。健康的新生儿的胃容量为 20~45ml，在出生后 7~8 天会明显增加。而早产儿的胃容量相对较小，他的体重也低。

新生女婴在出生后的 5~7 天，阴道会流出少量血液，家长们不用担心，一两天之后这种情况会自动消失，因为它是一种正常的生理现象。如果出血量多，持续时间长，那就必须看医生。

6. 新生儿的乳房 新生儿的乳房在出生 3~5 天时会有肿块，如果用手挤可有乳汁溢出，肿块会在 2 周之后消失。一些老人认为必须把女婴的乳头挤破，不然以后乳头会陷进去，这是不科学的。所以千万不要用手去挤乳头，以防感染。

另外，在新生儿的上腭中线处的上皮珠，也不能用针挑破。但一些老人认为必须把它挑破才能长出新牙齿，这种做法对宝宝百害而无一利——轻则口腔感染，重则引起败血症，危及生命。这种上皮珠，在数月之后可自行消失。

7. 新生儿的仰躺姿势 新生儿仰躺的正确姿势为：两腿的膝关节常呈屈曲状，和青蛙腿一样，常称为蛙形腿，手也常因肘关节屈曲，放在胸前。一些爸爸妈妈不理解，认为这种姿势不正常，其实这是健康的表现。如果婴儿的四肢是伸直的，就应该看医生。

8. 新生儿的肢体比例 一般情况下，新生男婴的头围为 34.25±1.25cm，女婴为 34.05±1.28cm，比胸围长 1~2cm。与身体的其他各部分相比，头颅的发育更发达，头围在出生时就已达到成人头围的

60%（身长仅达到33%，体重仅达到5%）。出生时上肢和下肢的长度大约相等，各为身长的1/3，按着上下的身体比例，四肢的发育比头颅慢，而下肢又比上肢发育慢。新生儿头颅所占全身的比例比成人大，出生时头长占身长的1/4，而成人只占1/8，四肢又相对比躯干短，就像一个四肢短小的大头娃娃。

 ## 新生儿的免疫功能

新生儿的免疫力是比较低的，这是因为皮肤是人体的第一道防线，而新生儿的皮肤特别娇嫩，细菌很容易侵入。所以月嫂要帮助产妇时刻注意新生儿的体温，如果新生儿无缘由地大哭，不吃奶，那么他可能是生病了，必须给他量体温。新生儿基础体温为36.9~37.5℃。一般当新生儿的体温超过基础体温1℃以上时，可以认为他在发热。其中，低热是指体温波动于38℃左右，高热时体温在39℃以上。连续发热两个星期以上称为长期发热。

上述基础体温是指直肠温度，即从肛门所测得，一般口腔温度较其低0.3~0.5℃，腋下及颈部温度又较口腔温度低0.3~0.5℃。

月嫂建议，新生儿的体温在38.5℃以下时，不要吃退烧药，打退烧针。比如，你的宝宝的体温是37.6℃，这时可以给宝宝多喝些水。此外，还要注意室内温度是否过高，虽在冬季，如果室内温度过高，宝宝又包裹得过多，也会使他体温升高。

新生儿的中枢神经系统尚未发育成熟，自身温度调节能力差，所以常被外界温度所影响。如果室内温度过高，就会造成脱水热；如果室内温度过低，新生儿体表面积大，热量散发得快，也容易导致各种病症。所以室内温度既不能过高也不能过低。夏天要注意通风，冬天要注意保暖，且让新生儿多喝水。这些都需要月嫂细致用心地去做，以呵护产妇及新生儿的身体健康。

新生儿的特殊反射

新生儿一出生就有几十种重要的神经反射，除正常的维持生命和保护性神经反射之外，还有一些特殊的神经反射，它们会随着新生儿的不断长大逐渐消失。所以，月嫂提醒产妇，如果在新生儿时期婴儿没有这些反射是不正常的；如果这种反射长期不消失，也是不正常的。这两种情况都需要去看医生。

通常，新生儿的特殊反射有以下几种。

1. 觅食反射　当用手触及新生儿的面颊时，他会把头转向该侧，张口寻找食物并做吮吸状，这就是新生儿觅食反射。一般，觅食反射在3~4个月后会消失。

2. 吸吮反射　新生儿的嘴唇触及母亲乳房时，会马上把头转向乳房，张口且出现口唇、舌的吸吮动作，这称为吸吮反射。一般，吸吮反射在1岁后消失，如果1岁之后仍有这种反射，说明大脑发育出了问题。

3. 握持反射　用手指触及新生儿的手心，他会马上做出反应，握紧手指。一般，握持反射在4~6个月会逐渐消失，如果6个月之后仍然存在这种反射，说明大脑存在问题。

4. 拥抱反射　当新生儿突然感觉到有声音或者把新生儿的头向下时，新生儿会马上伸直四肢，张开双手，双臂屈向胸前内收，两手握成拳头，好像拥抱状。一般，这种反射在4~6个月后会自行消失。

5. 踏步反射　双手支起新生儿腋下，小心将其抱直，将其两脚底放在桌面上，他（她）会轮流举起左脚和右脚，就像走步一样，所以这种反射被称为踏步反射。一般，2个月之后这种反射会自动消失，并不像有些老人所说的这是早走路的表现。

如何做好新生儿的保暖工作

刚出生的新生儿，突然离开了温暖舒适的母体，一切的一切对他们来说都十分陌生。由于他们很娇嫩，环境适应能力还很弱，很容易被疾病侵入，而他们又无法表达自己对冷热的需求，因此对新生儿的护理，一定要做到非常细心才行。新生儿出生后，保暖工作很重要，所以月嫂会帮助产妇做好这项工作。

1. 室内的温度　新生儿出生后，要使宝宝保持恒定的体温，必须将宝宝放置在一个温度适中的环境里，这样就可以让宝宝的新陈代谢处于最低水平，宝宝消耗的热量也最少。因此，室内的温度和湿度对新生儿的健康具有非常重要的作用。对于健康的新生儿，月嫂会将他的室内温度控制在 22～26℃，而早产儿室内所需的温度是 24～28℃。室温的最低限度必须达到 25℃。这是中性环境温度，在此温度下同样应给宝宝穿暖并包裹好。而当冬季室温达不到中性温度时，应给宝宝穿上绒衣、绒裤，还要给宝宝包上毯子，盖上柔软而保暖性强的被子。如果宝宝仍不能保持正常体温，还可在毛毯外面再加用热水袋（温度在 40℃）保暖；如果体温仍没升高，应去医院检查原因，是喂养不足，还是热量不够，或有感染性疾病等。

2. 室内的湿度　当然，湿度对婴儿来说也很重要。湿度是针对温度来说的，如果室温过高，月嫂一定会给室内增加湿度的，不然很容易造成"干热"，影响新生儿的健康。如果室温低，月嫂就会将室内的湿度降低，不然新生儿会感到寒冷。新生儿所需的相对湿度在 35%～65%。可以采取多种方式来增加湿度：冬天家里有暖气的可以把毛巾放在水里，然后稍微拧干放在暖气片上；在夏天可以用湿拖把拖地，这也是提高湿度的好方法。还要注意通风，保持室内空气新鲜；要多给宝宝喂水以及时补充丢失的水分。

常给新生儿洗澡

月嫂建议要经常给新生儿洗澡。给宝宝经常洗澡既能清洁他们的皮肤，又能促进他们的新陈代谢，还能调节他们的体温。由于新生儿皮肤娇嫩，特别是夏天，新陈代谢旺盛，肌肤分泌物增多，身上的许多部位容易聚集污垢。如果长期不洗，会为细菌的增生提供机会，一旦皮肤破损，会引起细菌感染。勤洗澡是避免细菌入侵的有力武器，也是保证皮肤健康的先决条件。洗澡能促进血液循环，利于新陈代谢。另外，水的热传导能力比空气高 30 倍，能有效促进宝宝体温调节中枢的成熟。而在宝宝洗澡的同时，也能改善皮肤的触觉能力和对温度、压力的感知能力，从而提高宝宝对环境的适应能力。

夏季气温很高，妈妈可根据情况每天给宝宝洗一次澡；春秋季节两天洗一次；冬天如有条件可以每天洗一次。

1. 宝宝洗澡的时间　月嫂要告诉产妇什么时候给宝宝洗澡最合适，给宝宝洗澡的时间要掌握好，不可在宝宝饿了或者刚吃过奶时进行，应选择在两次喂奶之间。一些精力充沛的宝宝可在晚上睡觉之前洗澡，洗完之后宝宝会安稳地睡觉。许多老人不赞成给宝宝洗澡，他们总认为洗澡容易感冒，或觉得宝宝太小没必要洗澡，这其实是一种误解，只要用科学的方法给宝宝洗澡对新生儿百利而无一害。洗澡时间不宜过长，整个时间以 5~10 分钟为佳。如果时间长了水温会降低，宝宝很容易受凉。

2. 洗澡水的温度　月嫂提醒给新生儿洗澡时，水温要控制在39~41℃，先用手背测试。水温不可超过 41℃，以免烫伤宝宝嫩嫩的皮肤。

3. 为宝宝洗澡的姿势与步骤　许多年轻的妈妈不知如何给新生儿洗澡，怕碰着、磕着宝宝。其实大可不必这么紧张，洗澡的方法也没有想象中那么难，月嫂会这样指导产妇：先给新生儿脱去衣服，然后把小宝宝仰卧在妈妈的左臂上，用手掌托住宝宝的头部，先洗头部和上身。为了防止水进入宝宝的外耳道，必须用拇指和中指压住耳壳，堵住外耳道口，但不可过度用力，能堵住便可。

接下来，把宝宝的头放低一些，先洗头，再洗脖子，然后再用小毛巾擦脸及两个耳朵、耳郭及耳后。将头、脸、脖子洗完之后，用干毛巾擦掉宝宝头部和身上的水，轻轻地把宝宝的下半身放在盆里，而头放在妈妈的肘部，再用手托住宝宝的屁股，开始为宝宝洗胸部、腹部和下半身（一定要注意清洗宝宝皮肤皱褶处）。洗完这些之后再让宝宝趴在妈妈的右手臂上，清洗背部、臀部、下肢、足部。

4. 洗澡过程中的注意事项　在洗澡前要准备好宝宝所需要的物品，而且这些物品一定是宝宝专用的；在宝宝洗澡的过程中，如果宝宝出现身体不适，面色苍白，呼吸急促，就要马上停止洗澡；不可让宝宝单独呆在浴盆里，妈妈要手、眼不离宝宝的身体，如果有电话或者有人按门铃，可以用浴巾包住宝宝，然后抱着宝宝去应对这些状况；宝宝的洗澡盆要远离电源，防止漏电伤及宝宝；给宝宝洗澡时，妈妈可以和宝宝进行眼神的交流，轻柔地触摸其身体，以此来增进感情。

5. 洗澡后的护理　洗干净之后，就可以将宝宝抱出浴盆，用浴巾擦干其全身，然后将其放在干净的床上，盖上小被子，准备做浴后护理；洗澡之后不宜马上喂奶，因为这时的宝宝太疲劳，需要休息一下。室内温度要符合要求，浴后要做好保暖工作；在宝宝皮肤的皱褶处、腋下等处应该多涂一些润肤露或爽身粉，特别是较胖的宝宝，妈妈们更要注意这一点。涂好之后立刻给宝宝穿上衣服或者用毯子包好宝宝，以防止宝宝受凉。耳、眼、鼻等处如有分泌物可用棉棒轻轻擦干净。脐带处可用75%的酒精涂抹消毒，以防止感染。

做好新生儿的一些必要护理工作

新生儿的护理工作有很多，如脐带护理、新生儿皮肤护理、新生儿的五官护理、新生儿的臀部护理。

1. 新生儿的脐带护理　由于新生儿出生时医生采用的脐带结扎方法不同，每个新生儿脐带脱落的时间也有早有晚。在新生儿脐带未脱落前，不要让脐带沾水，更不能让湿尿布浸湿脐带，对此，月嫂会格外注意的，产妇也要听从月嫂的建议，注意别弄湿宝宝的脐带。如果发生以上两种情况，月嫂应及时用消毒棉棒擦净，然后涂上紫药水。如果脐部有红肿，应该先消毒再涂抗生素软膏消炎，严重者（如伴有发烧、哭闹的情况）要立即去医院。脐带脱落后，如果有脓性分泌物，且新生儿此时的状态不好，也应该及时去医院检查。

2. 月嫂和产妇还要注意观察新生儿的头部及身体上有无红点及小脓疱之类，如果有，应及时去医院治疗。

3. 新生儿的五官护理　五官指眼、耳、鼻、口、咽。这些器官的护理也不可小视。一般新生儿在溢奶或哭闹后，奶水和泪水容易流入外耳道，引起中耳炎。如果发现外耳道有分泌物，月嫂可用棉棒将其擦去，不能用手去挖，这样会损伤新生儿的肌肤。如果新生儿的鼻孔里有分泌物，不及时用棉棒取出，变成干垢后，会阻碍宝宝呼吸，影响宝宝喝奶及睡觉。而通常新生儿的眼角处也有分泌物，月嫂建议，处理这个最好的方法是把软毛巾洗一洗，拧干，然后轻轻地擦掉这些分泌物。

4. 新生儿的臀部护理　由于新生儿的臀部常被尿布包裹，因而会通气不畅，所以这个部位要特殊护理。尿布湿了以后，月嫂会马上帮宝宝换上干净的，不然会引起臀部炎症；尿布洗干净之后要暴晒，彻底晒干之后再用；大小便后要及时清洗臀部，保持皮肤干爽卫生；如果新生儿的臀部护理不当，会造成各种皮肤炎症，最常见的便是皮炎。轻微的皮炎可在家涂些药膏，如果出现严重糜烂，必须及时去医院治疗。

宝宝要多进行空气浴和日光浴

经调查，经常进行空气浴，接触新鲜空气的宝宝，身体的抗病能力比其他宝宝高，很少生病。空气浴不仅能锻炼宝宝皮肤的适应能力，也能促进宝宝的新陈代谢，对宝宝的健康起着至关重要的作用。那什么是空气浴和日光浴呢？月嫂为你解答。

1. 空气浴　是利用空气的温度、湿度、气流、气压、散射的日光和阴离子等物理因素对人体的作用，来提高机体对外界环境适应能力的一种健身锻炼法。它能促进呼吸功能、血液循环、神经系统的功能，还能提高抗寒能力，预防感冒。夏天要经常打开窗户，让空气自由流通。春天和秋天也要开一会窗，即使是在冬天，也应该在阳光好的时候适当地开窗透气。如果不经常开窗，空气就会不流通，这样就容易滋生细菌，对宝宝的健康十分不利。除了可以在室内进行空气浴，还可以在户外进行空气浴。如果没有刮风下雨，天气又不十分寒冷，可以把满月的宝宝抱到院子里，让其享受一下大自然，呼吸一下外面的空气，这样会提高宝宝的机体抵抗能力。

2. 日光浴　是利用太阳的光线锻炼身体，达到增强抵抗疾病能力的目的。太阳光里含有两种光线，一种是红外线，另一种是紫外线。红外线又叫热射线，其光波很长，它照到人体后能使人体感到温暖，血管扩张，促进血液循环，增强人体的抵抗力；紫外线的光波短，有很大的能量和很强的化学性刺激作用，能使皮肤中的7-脱氢胆固醇转化为维生素D。而维生素D能促进钙、磷的吸收和利用，可防止佝偻病。紫外线还能活跃全身的功能，增强新陈代谢，刺激骨髓的造血机能。同时，紫外线还有杀灭细菌和病毒的作用，可以增强皮肤的抵抗力。一般，出生3周的新生儿，就可以到户外晒太阳，但注意时间要短，切不可在太阳底下曝晒全身，刚开始可以只晒一部分，然后再涉及全身；新生儿的头部、脸部不能让阳光直射，以免特别强烈的光线损伤宝宝的脸及眼睛；进行日光浴时，最好戴上帽子。

新生儿晒太阳是有顺序的，刚开始可以晒脚尖和膝盖，时间为5~10分钟；然后可扩大范围，从膝盖移至大腿根部，时间为5~10分钟；以此次类推，逐渐扩大面积和延长时间。日光浴过后，要及时给宝宝补充水分。

新生儿进行日光浴有很多好处：促进血液循环，强化骨骼和牙齿，增强食欲，促进睡眠，而且可促进黄疸消退。

 ## 母乳是最好的宝宝食品

母乳的营养成分最符合宝宝的需要，并能随着宝宝的生长发育而改变其成分和分泌量，是其他任何乳类所不能比拟的。一般来说，母乳喂养有以下优点。

1. 母乳容易消化吸收　其中所包含的各种营养成分配合比较适当，并且能满足宝宝的需要，尤其对6个月以内的宝宝更为适合。此外，母乳喂养的宝宝患低钙抽搐和佝偻病的概率较小。

2. 母乳的成分能随着宝宝发育的需要相应地发生变化　产后1~2天内分泌的乳汁叫初乳，色黄质稀，含有大量的分泌型免疫球蛋白质A抗体，在肠道内不被消化，附在肠黏膜表面，抵御感染与过敏原侵入，增强新生儿的抗病能力。同时，初乳还含有较多的蛋白质和固体成分，利于新生儿排出胎便。而随着新生儿的生长和发育，母乳的数量也相应地增多，以满足宝宝的需要，这是任何其他乳类所不及的。

3. 母乳含有多种抗体　新生儿能从母乳中获得免疫抗体，所以母乳喂养的宝宝 6 个月之内很少生病，更谈不上患麻疹、小儿麻痹、腮腺炎等传染病。母乳中含有的溶菌酶和吞噬细胞，还具有抗感染的作用。研究人员发现，母乳喂养的宝宝不易患胃肠道疾病。

4. 母乳的温度宜于宝宝食用，并且母乳喂养绝对安全、卫生、新鲜，且随时随地可获得。最为关键的是，里面的营养成分不易被损坏。不像奶粉及其他乳类，遇高温，里面的维生素 C 便会被破坏。此外，在夜间哺乳非常方便，不像喝奶粉那么麻烦。

除拥有以上优点外，母乳喂养还具有以下优点：哺乳能够帮助妈妈们收缩扩大了数倍的子宫，利于促进子宫恢复正常；利于妈妈尽快减去体重，恢复体型；促进母子之间的感情——在喂奶时，母子之间的接触，可使彼此得到感情的交流，而且这能使新生儿在心理上得到安慰，从而拥有一定的安全感；母乳喂养能促进新生儿各种感觉器官的发育；哺乳能刺激泌乳素分泌增多，抑制雌激素的分泌和排卵，起到避孕作用。基于以上母乳喂养的各种益处，所以月嫂一定要建议产妇坚持母乳喂养，为了宝宝的健康成长，也为了自己身体的快速复原。

新生儿的呼吸有什么特点

新生儿的呼吸频率为每分钟 40 次左右，哭的时候可以达到每分钟 60 次。

月嫂要提醒妈妈注意的是：新生儿的鼻腔短，无鼻毛，后鼻道狭窄，血管丰富，容易感染，发炎时鼻腔易堵塞，导致呼吸与吮吸困难；新生儿的呼吸肌发育差，呼吸时胸廓活动范围小，膈肌上下移动明显；胎儿在母亲体内时，依赖胎盘供给营养和交换氧气，当胎儿娩出后，要靠自己的肺来呼吸。

此外，新生儿呼吸浅而快，有时节律不齐，以腹式呼吸为主。

新生儿的心率，也有明显特征——其心率每分钟140次左右，波动在每分钟120~160次。

由于新生儿代谢旺盛，心脏每分钟搏出的血量较成人多2~3倍，因此，每分钟新生儿心脏跳动的次数也较多。当呼吸较快时，心跳次数也增加；呼吸节律不整或减慢时，心跳也会随之减慢。新生儿的心脏有时还会出现杂音，这是由于新生儿心脏瓣膜尚未发育完善所致，随着年龄的增长杂音会逐渐消失，父母完全不必为此担心。

容易被家长忽略的两个护理禁忌

在护理新生儿的过程中，月嫂提醒有两点需要产妇及家人注意：一是，护理新生儿的人或常接触新生儿的人一定要健康；二是，并不是给新生儿戴手套就"万事大吉"。

新生儿抵抗力弱，免疫功能还不健全，易患各种传染性疾病，所以接触新生儿的人应特别注意自身的健康和卫生。切记，患以下疾病者不宜接触新生儿：急性呼吸道感染、肺结核、流感及其他传染病者。此外，患有化脓性皮肤病、渗出性皮肤病、手疣、手癣者也不宜接触新生儿。总之，常常护理新生儿的人必须要通过全面的身体检查。另外，新生儿的两只小手总是会往嘴里塞或在脸上搔抓，为防止新生儿抓伤皮肤，有些家长会给新生儿戴上小手套，或硬把新生儿的手掰开。月嫂要提醒产妇及其家人，这样做是不利于新生儿正常生长的。戴手套容易引起新生儿两手指间皮肤糜烂，手套的线头还可能缠绕其手指，造成局部血液循环受阻、局部组织坏死。鉴于这些情况，月嫂的意见是，防止新生儿抓伤脸部皮肤的最好办法，是经常给孩子剪指甲，而不是给他戴手套。

怎样避免宝宝夜惊

有的宝宝夜里睡觉时会突然惊醒，而且醒后会大哭，并伴有惊恐的表情。有的婴儿有时一夜惊醒数次或连续几夜都发生这种情况，这让家人和宝宝都无法正常休息，而这就是夜惊。通常，造成宝宝夜惊的主要责任在家长，只有极少数宝宝的夜惊是因疾病引起的。那怎样才能避免宝宝夜惊呢？我们可以听听月嫂的解答。

首先，妈妈应注意让宝宝养成良好的睡眠习惯。宝宝睡觉时不要让其趴着；宝宝仰卧位时双手不能放于胸前，以免压迫心脏，影响血液循环；也不能让宝宝蒙着头睡觉，以免造成大脑缺氧。

其次，是在入睡前不要让宝宝剧烈活动，也不要和宝宝嬉戏打闹，否则会使宝宝的大脑处于一种兴奋状态，这样夜间就容易做噩梦而惊醒。平时也不要打骂和恐吓宝宝，使宝宝精神高度紧张。有些疾病如癫痫、哮喘等，也可造成宝宝夜惊，家长应注意观察，发现异常情况要及时到医院就诊。

 新生儿的体温为什么不正常

新生儿体温不正常是因为新生儿的体温调节中枢发育尚不完善，造成体温波动不稳。新生儿的正常腋下体温是 $36\sim37℃$，达不到或超出这个温度都是不正常的，低于 $35.5℃$ 为体温过低，高于 $37.5℃$ 为发热。月嫂要经常为新生儿量体温，如果孩子出现体温高或体温低的情况，应该寻找原因，采取相应措施，不可盲目吃药。另外，室内温度过高也可引起新生儿体温过高，可对症下药，开窗透风或者多给新生儿喝水，以帮助其降低温度。

新生儿抽风怎么办

很多人对这一问题会产生疑惑，为什么新生儿也会抽风呢？新生儿抽风的原因有很多，由于发病的原因不同，表现的症状也不同。抽风在医学上被称为"惊厥"，是由多种疾病引起的中枢神经系统功能暂时性紊乱的一种症状。新生儿出现惊厥症状说明病情严重。由于这一疾病的症状不典型，难以辨认，易误诊，因而死亡率高，发生后遗症者较多。

其实引起新生儿抽风的主要原因是产伤、缺氧、代谢异常、先天性畸形及感染。产伤和缺氧的新生儿多有难产史，常见的原因有新生儿颅内出血、颅脑损伤、窒息、急性脑缺氧、颅骨骨折。新生儿代谢异常如低血钙、低血镁、低血糖、低血钠、维生素 B_6 依赖症等。其他如核黄疸、先天性脑发育不全、小头畸形、脑积水、脑血管畸形、严重心脏病等，这些也是导致新生儿抽风的原因。

典型的惊厥有全身的抽动，牙关紧闭、嘴唇发青、意识丧失。如果是早产儿，由于神经系统发育不成熟，惊厥的特征不明显，所以常被忽视。早产儿发病时的表现为：突然的咀嚼动作、伸舌动作、流涎，眼球震颤、二眼凝视、突然睁大眼睛、发作性哭泣、呼吸暂停等；足月产的新生儿发病时的表现为：一个肢体或一侧身体转到另一个肢体或另一侧身体的抽动，二眼凝视，眼球震颤，呼吸暂停，伴有意识丧失，但也有意识不丧失的。

需要特别说明的是，一部分新生儿会有一些不由自主的肢体颤抖，这并不能判定为惊厥。那如何区别呢？很简单，当牵拉肢体时，颤抖可因此停止，而惊厥则不能。这些都要求月嫂帮助产妇对新生儿作出观察，在新生儿出生后，一定要注意上述症状，发现问题后，要及时做出处理。

惊厥发作时，可先用拇指掐人中，如果轻的话便会停止；如果重的话便不会停止，需要及时送医院。

 为什么新生儿会出现青紫

青紫也被称作发绀，一般分布在新生儿的口唇和指（趾）甲处。青紫分为两种：一种是中心性青紫，一种是周围性青紫。那么新生儿为什么会有中心性青紫呢？这是由于血中氧不足而引起，最明显的是在口唇和指（趾）甲处，如先天性心脏病、肺部疾病（如肺炎、羊水吸入）或脑部疾病引起的呼吸节律不整、呼吸过快或过慢、呼吸暂停等。中心性青紫是严重的疾病，如在新生儿的口唇和指（趾）甲处有青紫则为不好的预兆，所以对此一定要引起高度注意，当出现这一情况时，月嫂及产妇家人应马上带孩子去医院进行检查。新生儿的周围性青紫是由于寒冷或休克等原因使血液流动缓慢、毛细血管中血红蛋白过高所致；指（趾）甲青紫明显，口唇青紫不明显，手脚发紫、发凉，是受冷后明显的特征，经过保暖之后会恢复正常。如果在保暖之后仍无精打采、哭闹、拒绝进食，就需要到医院进行检查。

 正确认识新生儿的啼哭

由于新生儿不会说话，所以他的任何需要都要用哭这一方式来表达。月嫂对此要多加关注，并提醒孩子的父母要正确认识新生儿的哭泣，了解其每次哭泣所要表达的意思。

1. 饿时的哭 哭声响亮，一般发生在将要进食的时间，此时如果抱起宝宝，他（她）会主动把头贴近妈妈的胸部，寻找奶头。在他（她）找到奶头之后，哭声就会马上停止，且用力地吮吸奶头。而奶粉喂养的宝宝，寻找到奶嘴之后便会停止哭泣。如果宝宝吃了一口马上又哭起来，可能是第一口没有吃到奶，也可能是被奶水呛到了。

2. 鼻塞引起的哭　新生儿的鼻孔特别小，很容易堵塞。堵塞之后，会影响吃奶和睡眠。当确定新生儿是鼻塞引起的哭泣之后，月嫂可以用棉棒小心地清洁新生儿的鼻孔，待呼吸畅通后，他就会停止哭了。

3. 不舒服的哭　新生儿如果是尿尿了或者大便了，都会感觉到不舒服，这时他们就会用哭来表达。有时候，衣服穿得不舒服、包得太紧、硬物碰到他（她）的身体、太强的光、太响的声音……都会致使他们大哭。此时，月嫂要帮助产妇仔细寻找他（她）哭的原因，找到原因并解决好，他（她）的哭就会停止。

4. 因病而哭　一般常见的是腹部不适引起的哭，当新生儿哭时，需要对新生儿全身进行检查，如果无异常，他仍哭喊不停，就需要带孩子去医院检查。

 ## 新生儿腹胀是否正常

正常的新生儿，尤其是早产儿，在喂奶后常看到腹部隆起。如果用手按，有时还有溢乳，但宝宝安静，腹部柔软，摸不到肿块，排便正常，生长发育也良好，这是通常所说的生理性腹胀。这是由于新生儿腹壁肌肉薄，张力低下，且消化道产气较多所致，这种症状并无大碍，月嫂可以告诉产妇及家人不必担心。但如果腹胀明显，伴有频繁呕吐、宝宝精神差、不吃奶、腹壁较硬、发亮、发红，有的可见到小血管显露（医学上称为静脉曲张）、可摸到肿块，甚至有的伴有黄疸、解白色大便、血便、柏油样大便，且伴有发热症状时，月嫂要建议产妇家人及时带孩子到医院诊治。

新生儿呼吸困难需要马上去医院吗

胎儿出生后，月嫂一定要帮助产妇注意观察孩子的各种症状，以便发现问题及时解决或就医。新生儿呼吸困难就是一种危险症状。其症状为婴儿呼吸急促伴有缺氧表现，有的表现为呼气困难或吸气困难，有的表现为呼吸急促，而且患儿常伴有嘴唇青紫。引起新生儿呼吸困难的原因很多，主要是新生儿肺炎、呼吸窘迫综合征等。无论哪种原因引起的呼吸困难，月嫂都要建议孩子的家长都及时带宝宝去医院进行诊治。

你会把新生儿咳嗽和肺炎联系在一块吗

咳嗽是人们普遍常见的症状，一些患有感冒、气管炎和肺炎的人都会咳嗽，但新生儿的咳嗽却极为少见。所以，月嫂提醒孩子的家长，一旦新生儿咳嗽，应给予高度重视。研究指出，一般新生儿的咳嗽是肺炎的症状之一。所以，如果新生儿在咳嗽的同时，出现口吐白沫、口周发青、吃奶费力等情况，应马上去医院救治。

满月宝宝的身体发育情况

这一时期宝宝的生理性黄疸已经消退。足月产的健康宝宝在出生2周后，黄疸就能完全退干净，但也有一些宝宝直到3周或4周才能退尽，这都属于正常现象。如果宝宝在第2个月内仍有很明显的黄疸，应引起家长的重视，及时去医院诊治。

在这个时期爸爸妈妈可以经常测量宝宝的体重和身长，便于知道宝宝是否在健康成长。这个时期宝宝的体重会不同程度地增加，身高也会明显地增长，但总体来说身高的增加没有体重那么明显。

这个时期的宝宝正在学习如何控制自己的身体，已经没有那些颤抖和痉挛性的动作了。他（她）们开始平稳、带有节奏地活动着自己的四肢。如果有音乐，他们会摆动着双手或有节奏地蹬着双腿进行互动。最为明显的变化是能控制自己的头了，如果把一块小毛巾盖在他们的脸上，他们会转动着头，将小毛巾弄掉，甚至试图用手将其拽下来。如果把宝宝的脸侧放在床上，他们会很容易地把头转向另一侧。有些强壮的宝宝还会做出惊人的举动，他们会把头抬起来，张望着四周。尤其是当你把宝宝放在肩上时，这种情况更为明显。尽管宝宝对自己的头部已有了一定的控制能力，但毕竟太小，对头的完全控制还有很大的差距，所以当你把宝宝抱起来时，一定要用胳膊托住其头部。很多妈妈认为，1个月大的宝宝不会移动，所以会很随意地将其放在床边。要知道，这是很危险的——1个月的宝宝有的会从床的一边挪动到床的另一边，有些特别活跃的宝宝还能翻过身去。所以，为了宝宝的安全，妈妈最好不要把宝宝单独放在床上。

这个时期的宝宝还能熟练地做一些简单的像抢胳膊、蹬腿之类的动作。如果在他（她）睡着之后，妈妈给他（她）盖好被子，当他（她）醒来之后，会不停地用腿蹬被子，直到把被子蹬到一边为止，或者会用手抓、拽被子；如果宝宝尿了或者排大便了，他们会感觉到不舒服，也会用腿、脚不停地蹬、踢，直到把湿尿布踢到一边去。

满月宝宝有哪些特点

1个月的宝宝，眼睛越来越有神，在他（她）醒着的时候，眼睛会不停地向周围看，以找寻新鲜的物体。待哺乳过后，他（她）不会马上睡觉，而是睁大眼睛关注周围的一切。需要注意的是，这时期的宝宝还是不能接受过多的刺激，比如噪声、强烈的光线、太多的人等，这些因素会造成宝宝精神紧张、烦躁不安，他（她）会用哭闹来表达。其实这个阶段的宝宝每天都会表现出烦躁不安，只是时间有长有短，如果此时，将他（她）抱起来，在室内慢慢地走动，或者有节奏地拍其背部，并哼着小曲，这时的他（她）就会安静下来。

但是如果遇到了比较难哄的宝宝，以上这些办法对他（她）就会丝毫不起作用。在这种紧张的气氛中，家人首先要保持冷静，让其先哭一会，把体内的紧张感完全释放出来。针对比较难哄的宝宝，妈妈可以参考以下几种方式。

大哭的宝宝一般身体都很累，这时需要做好睡前的准备：喂宝宝吃奶，给宝宝洗澡，然后按摩。做好这些之后，如果他（她）还哭，就要在房间里准备一张摇椅，妈妈坐在上面，把宝宝抱在胸前，同时将光线调到最暗，妈妈一边前后摇晃，一边哼着歌，然后再温柔地同宝宝说话。一般这时，很多难哄的宝宝都会停止哭泣，还有很少的宝宝在继续哭泣，那么你就要多坚持一会儿，直到把宝宝哄睡。如果努力了十多分钟，甚至更长时间，宝宝还没安静下来，那么就要考虑是否是由疾病引起的大哭，要及时到医院检查。

1个月大的宝宝不喜欢和一大群人呆在一起，但是他们却很喜欢和爸爸妈妈交流。妈妈可以和宝宝玩一些小游戏，做一些小动作，这样不仅能让宝宝开心，还能促进宝宝和妈妈之间的交流，增进母子间的情感。

爸爸妈妈和宝宝的交流是非常有趣的事情。爸爸或者妈妈可以试着拧起眉头，睁大眼睛，撅起嘴巴，或者是将眼睛眯成一条缝，把脸凑近宝宝的眼前，这时的宝宝会很好奇地用小手抓爸爸妈妈撅起的嘴唇，此时家长立即把脸转向另一边，接着再转过来，让宝宝的小手碰不到嘴唇。表达交流时，跟宝宝面对面进行，如果想停止交流时，便把脸转向一边，这些都是在和宝宝进行一种交流，进而促进宝宝语言系统的早日形成。

尽管这些交流很简单，但它们能对宝宝产生较好的影响。在交流中，宝宝兴奋时会发生"啊""呜"等声调，这让爸爸妈妈很激动，同时会受到一定的鼓舞，促使他们每天都抽出时间，和宝宝进行这种有意思的交流，让彼此的心贴得更近。

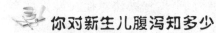

你对新生儿腹泻知多少

月嫂要帮助产妇注意观察新生儿的大便。如果每日大便次数多于3次并伴有水样的物质或有脓血，就可视为新生儿腹泻。新生儿在喝母乳期间，虽然大便次数一天之中比较多，但一般不超过4~5次，便中没有黏液及其他脓血之类的物质，此外吃奶好，精神佳，也无其他症状，这种称之为生理性腹泻，对新生儿本身没有影响，不用吃药或者进行治疗。如果新生儿大便次数多于5次，且便稀伴有黏液及脓血物质，同时又出现腹胀、呕吐等症状，这便是不正常现象，月嫂要给新生儿多喝水并进行相关的治疗。

新生儿患了脐炎怎么办

新生儿脐炎是新生儿脐带结扎时处理不当造成感染所引起的一种急性炎症。脐炎的表现为脐与脐周皮肤红肿，脐带残端有脓液流出，并有恶臭。严重的会形成脓肿、蜂窝织炎、败血症等。此时的新生儿会出现轻微地发热、哭闹不止、腹泻等情况。如果是轻微的脐炎不用担心，用双氧水清洗红肿部位，消毒包扎即可；如果是严重的脐带炎，必须去医院进行治疗。所以，新生儿出生后，月嫂对这个问题也会给予高度关注。

你了解新生儿的鹅口疮吗

　　新生儿鹅口疮，多半是口腔黏膜受白色念珠菌（属真菌）感染所致。新生儿口腔黏膜上会出现白色乳凝块样物，常见于颊黏膜、舌、齿龈、上腭等部位，有的还可延至咽部。初起时是小片状，之后会越来越大，发展成大片，一般擦不去。但一些人不懂便强行剥落，剥落之后会出现黏膜潮红，甚至有点出血，几日之后还会出现这些片状的白色物。易患腹泻及过度营养不良的新生儿更容易患鹅口疮。

　　引起新生儿鹅口疮的原因有：奶瓶及奶嘴消毒不彻底、母乳喂养时妈妈的奶头不清洁都是感染源；母亲阴道有真菌感染，而宝宝出生时通过产道，接触母体的分泌物而感染；接触过感染白色念珠菌的食物、衣物和玩具。轻微的鹅口疮很容易治疗，月嫂可以帮助产妇家人用以下方法对其治疗：用制霉菌素研成末与鱼肝油滴剂调匀，涂抹在新生儿口舌的创面上，每4小时用药一次，疗效显著。也可用2%碳酸氢钠溶液在哺乳前后清洁口腔；或局部涂以1%龙胆紫（就是紫药水），每日1~2次；或用制霉菌素10万单位研粉后加水1~2ml，用棉签涂于患处，每日3~4次。注意必须在吃奶或喝水后进行涂抹，如果几日后没有良好效果且鹅口疮面积继续扩大，必须去医院诊治。

 新生儿便秘怎么办

　　新生儿便秘是一种常见病症，指大便干硬，且间隔时间比较长，排便困难。单纯性便秘多因结肠吸收水分电解质增多引起。由于新生儿的食物是液体，三四天排一次大便也是正常的，但必须是在排出胎便之后。如果新生儿出生两天后仍未排出绿色的胎便，月嫂要提醒产妇及家人应对此引起重视，特别是伴有腹胀或呕吐时，应考虑是否是小肠或肛门疾病的问题，并及时告之医生。

新生儿便秘的原因有多种。饮食量不足，单一的母乳喂养或者是奶粉喂养，而奶粉是引起新生儿便秘的罪魁祸首；喝水少、不活动，新生儿总是躺在床上缺乏活动也是导致其便秘的一个因素。

新生儿在便秘期间，月嫂要仔细观察，如果孩子没有出现身体上的其他不适，吃奶正常，也不影响睡眠，可以告诉产妇放心，因为这种便秘可能是由于饮食不当所致。应视情况进行合理饮食，多给新生儿喝水便可以了。月嫂和产妇可以要用手轻轻按摩新生儿的腹部，如果还不能排便，可以用油栓、开塞露帮助宝宝刺激肠壁，滑润粪便。如果新生儿在便秘期间同时伴有腹胀、呕吐等症状，月嫂应提醒产妇家人及时带孩子去医院治疗。

为什么要重视新生儿皮肤硬肿的预防

新生儿皮肤硬肿症是指新生儿期由多种原因引起的皮肤和皮下脂肪变硬，伴有水肿、低体温。单纯由寒冷引起者又称新生儿寒冷损伤综合征，症状严重会导致多器官功能损害。此症状是由受寒、早产、感染等原因引起。该症主要表现为体温过低，全身发凉，体温常在35℃以下，严重者可在30℃以下，患儿本身无明显反应，不吃奶、不哭闹。这是一种比较严重的病，关键在于预防，多发于春季和冬季。采取的措施是，做好孕期保健，合理饮食，适当运动。另外，如果是冬天出生的宝宝，月嫂一定要帮助产妇为刚出生的宝宝做好保暖事宜，宝宝出生后要马上擦干宝宝全身，并尽可能地早喂奶。对于已经患上新生儿硬肿症的患儿要尽快就诊，切勿耽搁治疗。

你会区别产瘤和头颅血肿吗

产瘤又叫先锋头，是由于胎儿出生时产程过长，先露出的头部受到挤压而形成的头皮水肿。一般，初产妇及胎头吸产和滞产的宝宝多会出现这种情况。出现产瘤的部位摸上去很硬，没有一定的规则和形状，一般在1~2天后便会消失。如果是这种情况，月嫂可以告诉产妇不用担心，也无需做任何处理。

头颅血肿是新生儿在出生后几小时或几天后在头颅上出现的肿块，而且会不断增大，达到极点之后，便会慢慢缩小。如用手按之，会有稍微的波动感，但不会疼痛。血肿一般位于顶骨处，也可在枕骨和额骨处。一般的患儿在一侧，也有两侧都有的。血肿不超过骨缝线，其皮肤表面的颜色正常。如果血肿的范围超过骨缝，可引起新生儿的黄疸加重或者引起新生儿贫血，对此，月嫂要提醒产妇给予重视。一般面积不大的血肿会逐渐变硬，但边缘不平。血肿消失快慢与患儿自身吸收有关，吸收快的1个月之内便可恢复正常，慢的也有2个月或者3个月之久，但都不需要处理，更不需要用注射器将里面的血抽出，以免造成感染。如果是面积较大的血肿，会给患儿带来严重的后果，应及时进行治疗。

 ## 宝宝拉绿屎是怎么回事

大便的颜色会受到胆汁化学变化的影响，所以，一旦小肠上部的胆汁含有胆红素与胆绿素时，宝宝的大便就呈黄绿色，而到结肠时，胆绿素经过还原作用又变为胆红素，此时宝宝的大便就呈黄色。

通常情况下，母乳喂养的新生儿大便偏于酸性，由于氧化性细菌

的作用，使胆红素部分地变为胆绿素，所以母乳喂养的宝宝所拉的大便正常情况下是略带绿色的；牛奶喂养宝宝的粪便偏碱性，能够进一步还原而变成无色的粪胆原，所以大便颜色较淡。若牛奶喂养的宝宝所排的便呈绿色，则表示肠蠕动加速或肠道有炎症，遇到这种情况可到医院检查以判定宝宝的肠道是否有炎症。所以，月嫂在观察新生儿大便时，应根据具体情况来判断是否正常。

第 七 章
月 嫂 告 诉 你
如 何 喂 养 新 生 儿

 妈妈在喂养新生儿时必须要注意的问题

1. 开奶的时间越早越好　以前主张新生儿出生 12 小时以后开奶，现在有不少医院实行了母婴同室，这样更有利于母亲尽早开奶，按需哺乳。足月新生儿最好在出生后 30 分钟内就抱给母亲喂奶。首次哺乳时母乳的分泌量很少，但通过宝宝经常的吸吮刺激，可促进母亲乳汁的分泌，使乳汁增多。

2. 注意乳头的卫生　月嫂要提醒产妇，在进行母乳喂养时要注意保持奶头清洁。喂奶前要洗净双手，清洗乳头，这样可避免使宝宝病从口入。清洗乳头时不宜用肥皂，因为肥皂可使乳头表面皮肤的油脂减少，容易造成乳头皲裂。

3. 不要宝宝一哭就给他（她）奶吃　虽然目前主张喂奶可按需哺乳，次数可以不限，但这绝不代表宝宝一哭就要给他们喂奶。因为引起宝宝啼哭的原因很多，不仅仅是饿时才哭，如尿布湿了、包得太多而发热、身体不适等都可引起宝宝啼哭。所以月嫂建议，当宝宝哭时，先要寻找并分析孩子哭的原因，然后在视情况而定，不能宝宝一哭就给他喂奶。

4. 母亲患病时能否继续给宝宝喂奶　这个问题要具体对待，当产妇患病后，月嫂可以根据产妇的病情，来指导产妇如何做。如果产妇只是患了一般的感冒时，建议产妇不必停止喂奶，可让她戴口罩给宝宝喂奶。当产妇发热或患奶疖时，月嫂要帮产妇将奶挤出，煮沸消毒后再给宝宝吃。但当产妇患有急慢性传染病、活动性结核病、肝炎、严重的心脏病、肾脏病、恶性肿瘤及精神病时，必须让产妇停止喂奶。

5. 不要边看电视边哺乳   妈妈在哺乳时常与宝宝逗乐、谈天，这样不仅有利于增进母子感情，而且有利于婴幼儿大脑的发育。但是妈妈边看电视边喂奶会夺去母子之间难得的感情交流的机会，而且电视发出的射线和声音会影响宝宝吃奶，还会影响宝宝听力的正常发育。所以，月嫂建议产妇不要一边看电视，一边喂孩子。

6. 不要喂水或让宝宝吸橡皮奶嘴   母乳中的营养成分和水分能满足从出生到 4~6 个月宝宝生长发育的全部需要，所以，月嫂建议不必给宝宝再加糖水、其他代乳品。宝宝出生头几天，即使初乳分泌量较少，也不必加任何食物和饮料。给宝宝吸橡皮奶嘴会使宝宝出现乳头错觉，导致拒奶、烦躁，致使母乳喂养失败。

 哺乳时应采取哪种姿势

新生儿出生后，母亲喂养宝宝的姿势很重要，所以，月嫂应及时对产妇给予正确地指导。

1. 手的正确姿势   妈妈应将拇指和四指分别放在乳房的上下方托起整个乳房喂哺宝宝，避免"剪刀式"夹托乳房（除非在奶流过急，宝宝有呛溢时），那样会反向推挤乳腺组织，阻碍宝宝将大部分乳晕含入口内，不利于充分挤压乳汁。

2. 卧位哺乳   在床上给宝宝哺乳时，妈妈可以采用侧卧的姿势来喂宝宝。

3. 坐位喂乳　椅子高度合适，并设有扶手用于支托宝宝。椅子不宜太软，椅背不宜后倾，否则宝宝含吮不易定位。妈妈喂宝宝时应紧靠椅背促使背部和双肩处于放松姿势，用枕头支托宝宝，还可在足下添加脚凳以帮助母体舒适、松弛，这样有益于排乳反射不被抑制。

4. 坐位环抱式喂哺　环抱式特别适用于剖宫产及双胎宝宝，这样可避免妈妈伤口受压疼痛，也可使双胎宝宝同时授乳。妈妈最好抱起孩子坐着喂奶，可将一只脚踏在小凳子上，让孩子斜躺在妈妈怀里，妈妈的头不要过于后仰，并用中指和食指轻压在乳头上下方。宝宝吃完奶后应将其抱起，俯卧于妈妈胸前，轻拍其背部，使其打嗝，将胃内气体排出，然后放在床上，取右侧卧位，防止溢奶。

5. 体位舒适　喂哺宝宝可采取不同姿势，重要的是妈妈心情愉快、体位舒适、全身肌肉松弛，这样才有益于乳汁排出。

6. 母婴必须紧密相贴　无论将宝宝抱于妈妈的左边还是右边，宝宝的身体与妈妈身体都应相贴，头与双肩朝向乳房，嘴处于乳头相同水平位置。

7. 防止宝宝鼻部受压　需保持宝宝头和颈略微伸展，以免鼻部压迫乳房影响呼吸，但也要防止头部与颈部过度伸展造成吞咽困难。

奶瓶是给新生儿喂奶的好帮手

新生儿很容易被病菌感染，所以月嫂在帮助产妇照顾孩子的同时，还应给产妇讲解如何用奶瓶喂孩子：在喂奶前要洗净双手，用干净的毛巾擦干，然后从容器里取出消好毒的奶具，把奶具上的水用干净的布擦干。若给孩子喂牛奶，要将牛奶煮开，加适量的糖，冷却5~10分钟后倒入奶瓶中，然后可喂孩子；若给孩子喂奶粉，应按包装袋上的说明按比例配制，先将温度合适的开水倒入奶瓶，然后用量勺将奶粉放入奶瓶内，装上奶嘴，盖紧盖环，再罩好圆盖，轻摇奶瓶，直至奶粉全部溶解。注意试温时不要用手碰到奶嘴，可滴几滴奶水在手背上试试奶的温度，以不烫手为好。

喂奶时，将宝宝抱在怀里，一手拿奶瓶，一手搂住宝宝的臀部，让宝宝的头颈部自然地倚在母亲的肘或上臂上。先用奶嘴逗弄宝宝的口唇，宝宝就会把奶嘴含在嘴里吮吸奶水。此外，还要提醒产妇，在喂奶时应注意以下几点。

1. 奶瓶的角度要适当。保证奶瓶颈部充满奶水，而不是空气，以避免宝宝吸进太多空气引起呛奶。

2. 如果奶嘴被宝宝吸瘪，可慢慢地把奶嘴拉出，使空气进入奶瓶，这样奶嘴即可重新鼓起。

3. 不能把宝宝放在床上让宝宝自己含着奶嘴吃奶而喂奶的人离开，以免宝宝呛奶或窒息。

4. 根据宝宝的吃奶情况在喂奶的过程中可适当让宝宝休息。一般，每次喂奶的时间为 10~15 分钟。

早产儿喂养攻略全知道

对早产儿的合理喂养特别重要——喂养不当会造成宝宝营养不良，导致其生长发育滞后，易患疾病。而喂养正确合理可使早产儿迅速发育，并能较快地赶上同年龄的宝宝。但由于早产儿不足月，所以喂养起来会遇到很多问题，一方面早产儿胃小，为了促进其生长发育，所需要的营养比足月儿要多，喂奶量也就多；另一方面早产儿所吃的奶量少，胃肠道消化吸收的能力差，所以月嫂建议，在喂养早产儿时要注意以下几点。

1. 早喂奶 由于早产儿体内储存的糖分较少，早喂奶可预防低血糖的发生。但应根据具体情况来定，如果早产儿的反应不好，可适当推迟喂奶时间，必要时要以静脉补液。

2. 最好实行母乳喂养 如果喂牛奶或奶粉要从稀到稠，逐渐增加它们的浓度。

3. 喂奶量由少到多 初次喂奶时可先试喂 3～5ml，如果无异常反应出现，则可逐渐增加喂奶量。一般，可隔次增加 2～3 毫升。奶量多少应根据早产儿的承受能力，以不发生呕吐为原则。通常过了产后第 10 天，每天喂奶的总量可达早产儿体重的 1/4～1/5。

4. 勤喂奶 一般每 2 小时喂 1 次。

5. 多观察早产儿的变化 喂奶时和喂奶后要仔细观察早产儿有无呼吸困难、口周发青及呕吐的情况，若发现有口唇青紫或呛咳应立即停止喂奶。喂奶后可适当抬高早产儿的头部，以防止吐奶后吸入气管引起窒息。当然，这时最好有月嫂在身边帮助和指导产妇怎样去做。

 ## 宝宝打嗝与溢奶怎么办

打嗝的益处是能将孩子吸入的空气排出来。孩子可能会因为吃奶时或吃奶前的啼哭而吸入空气，通过打嗝则可以把空气排出。

宝宝溢奶现象很常见，也是一种正常的生理现象，所以，月嫂告诉产妇对此不要担心，随着月龄的增长宝宝的溢奶现象会逐渐消失。

溢奶是由于宝宝的胃呈水平位，贲门部肌肉较松弛，而幽门部肌肉相对较紧，胃容量小，肌肉和神经发育不成熟，所以在宝宝吃奶过饱、哭闹较久、空吸奶头或吮吸手指时咽入空气过多、喂奶后未将吸入空气排出或翻动体位过频繁等情况下，都会引起溢奶现象。

为防止宝宝溢奶，月嫂建议产妇，可以在喂奶前先给宝宝换好尿布，喂完后将宝宝直立抱起，轻拍宝宝的背部，等宝宝打嗝后再轻轻将其放下，尽量少翻动其体位。假如溢奶不严重，宝宝体重也在保持增长，又未发现其他不良现象，爸爸妈妈就不必紧张。随着宝宝胃容量的逐渐增大，在出生后 3～4 个月宝宝的溢奶会自行停止。

人工喂养宝宝怎样掌握喂奶量

孩子不能吃到母乳而全部以代乳品喂养，称为人工喂养。对于新生儿来说，人工喂养时，多少奶量合适呢？传统的方法是根据孩子的体重来计算，一般每天每千克体重需喂奶 100~120ml，算出总量后，等分 5~6 次喂于宝宝。

但实际上，每个孩子的食量是有差别的。所以现在的观点是配制好的牛奶或奶粉应让孩子每次都喝饱，不要限制其摄入量，以免影响其生长发育。不过每日总量不要超过 1000ml。若孩子每日所需的奶量达 1000ml，而仍不能吃饱，则需要给孩子添加辅食。对此，月嫂要对产妇说明，并指导她细心观察。

 ## 如何促进宝宝的听觉、视觉发育

许多研究证明，胎儿在子宫内时就有听力，而足月新生儿听觉的灵敏度虽不如成人，但已相当不错了。为了给宝宝提供一个良好的听力环境，爸爸妈妈可以每天放一些悦耳和谐的轻音乐给宝宝听，或买些能发出声响的小玩具让宝宝玩。经常与宝宝说话，这样有利于宝宝逐渐地学会分辨语音。这不仅能训练宝宝的听力，而且能为宝宝的语言发展打下良好的基础。

许多父母在注重宝宝喂养、护理的同时，往往忽略了宝宝的视觉发育。所以，月嫂要特别提醒产妇，注意对孩子视觉的观察，当然月嫂也会帮助产妇观察的。其实，新生儿时期的宝宝对灯光的变化就已有反应了，有瞳孔对光的反应，有短暂的原始注视，而且目光可跟随在近距离内缓慢移动的物体，能在 15~20cm 外协调双眼并调节视力。

而对宝宝视觉最早的刺激是母亲的脸，尤其是在哺乳时。因此，母亲在哺乳时一定要面对宝宝，温柔和蔼地与宝宝交流。

满月宝宝的视觉、听觉和感觉

1个月的宝宝的视觉、听觉、味觉和嗅觉都有了明显地提高。在他（她）清醒的时候，会用眼睛注视一个移动的物体，并随着物体的移动而跟随。如果他（她）很喜欢这个物体，他（她）会表现出很感兴趣的样子，甚至会发出"呜呜"的声音。几分钟之后，他（她）的视线便会离开这个物体，因为已经认识这个物体了，不需要再继续专注。于是又寻找新的事物，如果此时你拿出一件色彩鲜艳的玩具，他（她）的小眼睛也会盯在这个玩具上，同样也会发出"呜呜"的声音。这时你向他（她）介绍这个玩具时，他（她）会仔细倾听，同时小眼睛会看着你手上的玩具，并试图伸出小手去抓玩具。

1个月大的宝宝对声音和景象也非常感兴趣，已经能分辨出人说话的声音和其他声音了。当他（她）听到人说话的声音时，会表现得很安静，这说明他（她）很喜欢听人的声音，特别是妈妈的声音。如果你给宝宝放音乐，他（她）开始听时会很安静，停止胳膊和腿的活动，仔细聆听，但当他（她）将音乐听完三次之后，就会不安静起来，开始手舞足蹈，似乎在告诉妈妈，他（她）已经听够了，不想再听了。如果把刚才听的音乐关掉换成摇拨浪鼓的声音，宝宝又会再次专注起来，静听这个新的声音。

此时的宝宝还会把听到的声音和看到的事物联系起来。比如听见摇铃的声音就会沿着铃声找摇铃；听见妈妈的声音就很高兴；优美的音乐能让宝宝安静下来；很大的声音会吓到宝宝；有趣的声音会吸引宝宝的注意力。

如果把宝宝抱到院子里，他（她）的小眼睛会东张西望，因为院子里四处都是景，以致他们不知道往哪处看。这说明宝宝的感觉器官正在逐步发育。

为何不可过早地给宝宝添加淀粉类食物

纯母乳喂养是喂养宝宝的最佳方式，在母乳不足时可与配方奶粉混合喂养，也可用纯牛奶加糖补充母乳的不足。在用牛奶喂养宝宝时，月嫂会将牛奶放到开水里煮至 3 分钟，使牛奶中的蛋白质完全变性后再让宝宝饮用，不然会引起宝宝肠道出血。

许多母亲怕孩子吃不饱，经常在睡前给孩子添加淀粉，以致第 2 天早晨孩子的大便出现酸臭味。这是因为宝宝的消化道内还没有形成消化淀粉酶，所以淀粉在肠道并未被消化吸收，反而被细菌发酵变酸，连续几天后就会腹泻，影响宝宝的健康。此外，淀粉谷皮的植酸会与母乳中宝贵的阳离子结合，使铁、锌、钙都成为难溶之物而随大便排出体外，引起宝宝贫血、缺锌、缺钙。对此，月嫂提醒妈妈们要引起重视。

宝宝能否长时间听音乐

有关研究表明，音乐可以陶冶一个人的性情。但月嫂要提醒产妇及家人，如果宝宝长时间听音乐可能会养成沉默孤僻的个性，还可能会使他们丧失学习语言的能力。

很多父母以为让宝宝长期听音乐，一方面可以安抚宝宝，另一方面可以养成宝宝成长以后的温和个性，却不知道，这反而会使宝宝丧失学习语言的最佳时间。

宝宝在成长过程中产生说话或学习语言的障碍，除疾病、精神异常及意外事件等因素外，可能与长期听音乐有关。宝宝正当咿呀学语的年龄，却被父母每天安排长时间地听音乐，因而丧失了学习语言的环境，久而久之，宝宝甚至会失去学习语言及说话的兴趣，因此，月嫂要在产妇生产后，便将这个问题告知产妇及其家人，以免出现上述状况。

宝宝的智能培养

月嫂要告诉产妇，1个月大的宝宝已经不像之前那么贪睡了，此时的他们除了睡觉之外，还需要一些玩耍的时间。所以每次睡醒之后，妈妈除了为其换上尿布，进行哺乳后，还要再陪他们玩一会。也可给他们听听音乐，与他们说说话，或者给他们洗洗澡。这实质上也是在对宝宝进行智能培养。刚开始不能让孩子玩太长时间，时间太长了宝宝容易感到疲劳。以后随着月份的增加，他（她）会逐渐减少睡眠时间，增加娱乐时间，但现在的大部分时间还是需要休息。

在月子期间，月嫂还会带着宝宝做很多事情，这些事情可以培养宝宝的智能，为他（她）以后的人生打下基础，宝宝的家长也要学一学，在月嫂离开后，可以自己做。具体可从以下几点做起。

1. 逗笑　宝宝自出生之日起，爸爸妈妈就要想办法逗他（她）笑。当妈妈抱着宝宝时，可以触摸他（她）的脸蛋或者轻挠他（她）的身体，让宝宝享受此刻的快乐和幸福。在这样的氛围下，宝宝会受到感染，露出快乐的表情。当宝宝微笑时，眼角会出现细细的皱纹，嘴角会微微向上。

通常，宝宝在出生半个月之后，就可以在爸爸妈妈的引逗下微笑。

爸爸妈妈要培养宝宝一逗即笑的条件反射，为宝宝建立第一条通过学习获得的神经反射线路，让宝宝变得聪明。

2. 随时和宝宝说话　粗心的家长可能不知道，其实宝宝最喜欢别人和他（她）说话，特别是妈妈和他（她）说话。当宝宝醒来后，妈妈可以走进宝宝的房间和宝宝打招呼，告诉他（她）：妈妈来了，妈妈正在做什么。宝宝也会做出相应地回应，比如他（她）会睁大好奇的眼睛看着你的一举一动。如果妈妈想让宝宝高兴，就稍微提高声音；如果想让宝宝安静，就小声同宝宝说话。

3. 试着变换位置　不要把宝宝总是放在一个固定的位置，可尝试着把他（她）放在床的不同位置。比如，刚开始放在床的右边，几日之后放在床的左侧。因为位置不同，所以宝宝眼中所看到的景物也会不同。在宝宝的视线之内可以悬挂一些玩具或者张贴一些图片，这样，在宝宝醒时就会盯着这些玩具和图片看。

4. 练习宝宝眼睛的跟踪　拿一个玩具，放在宝宝的面前，并进行上下移动，这时宝宝的眼睛也会跟随着这个玩具上下移动。如果把玩具左右移动，宝宝的眼睛也会左右移动。也可以做一个纸板，上面画个笑脸，告诉宝宝，这是嘴巴、眼睛、鼻子等。你会发现，你的手指到哪，宝宝的眼睛就会跟踪到哪。虽然这种游戏可以促进宝宝眼睛的发育，但时间不宜过长，以免影响宝宝休息。

5. 让宝宝观察玩具　在宝宝的视线范围之内可以放些他（她）喜欢的玩具。女宝宝可以放一些娃娃之类的玩具，男宝宝可以放一些汽车之类的玩具。宝宝会把视线放在这些玩具身上，之后的几天里，再不断地放一些类似的玩具，宝宝会把目光从一个玩具转移到另一个玩具上面。

6. 和宝宝一起唱歌　妈妈可以每天在固定的时间，放点轻音乐给宝宝听，或者是唱歌给宝宝听，这样可以培养宝宝的音乐细胞，让其爱上音乐，并熏陶其性情。

7. 定期给宝宝按摩　妈妈要在月嫂的指导下，定期给宝宝按摩身体、四肢及手指、脚趾。特别是给宝宝洗澡之后，要尽量给其按摩。按摩会让宝宝的身体感到舒服，会增强宝宝对身体的意识。

8. 亲子游戏　妈妈在为宝宝换尿布时或者为宝宝洗完澡之后，可以和宝宝做一些亲子游戏。妈妈可以把嘴巴贴在宝宝的胳膊或肚子上吹暖气，这样会增加母子之间的感情，更能提高宝宝身体的感应能力。游戏一会之后，妈妈可以让宝宝趴在自己的胸脯上休息。这时妈妈可以轻声和宝宝说说话。妈妈有节奏地呼吸和嗓音的振动是对宝宝最好的安抚，因此宝宝很喜欢这种亲子游戏。

 ## 如何衡量宝宝的体格发育是否正常

身长和体重是衡量宝宝体格发育最重要的指标。头、脊柱、下肢长的总和便是身长，它反映的是宝宝的生长速度和营养状况。一般这项指标较为稳定，不会受一些因素的影响而波动。

宝宝出生时身长一般在 50cm 左右。虽然个体之间会有稍微的差距，但不会太大。在一岁时宝宝大多会增长为 75cm，两岁时会增长为 85cm，以后每年都会相应地增加。而宝宝身体各部分的重量总和便是体重，体重是反映宝宝营养状况的重要指标。一般新生宝宝的体重为 3000g 左右。通常，在上半年宝宝的增长速度很快。计算宝宝体重的公式为：

1~6 月的宝宝体重＝出生时体重（g）＋月龄×700（g）

7~12 月的宝宝体重＝6000（g）＋月龄×250（g）

1 岁以后城市内宝宝体重＝年龄×2+7 或 8（kg）

1 岁以后农村宝宝体重＝年龄×2+6 或 7（kg）

注意：将测得的身长或体重数值与本国同年龄、同性别、同身长的正常宝宝体重的平均数值比较。必须定期连续测量，观察宝宝的身长或体重增长的趋势，不能以某次测量的数值来评价。

怎样抚触宝宝

大部分爸爸妈妈都会自然而然地抚摸宝宝的后背，或者用手指轻揉宝宝的小脚丫。其实，这种爸爸妈妈与宝宝的皮肤接触就是一种按摩。系统的宝宝按摩学名叫抚触，在美国已成为照顾宝宝的一项必不可少的程序。

对宝宝的按摩，宝宝的父母可以先在月嫂的指导下进行。抚触是家长用整个手掌对宝宝身体进行轻柔地接触和平滑地触摸，这听起来非常容易，但要想做好却不是那么容易。

抚触宝宝不仅是父母与宝宝情感沟通的桥梁，还有利于宝宝的健康。有宝宝按摩专家认为，对宝宝进行抚触具有帮助宝宝加快新陈代谢、减轻肌肉紧张等功效。父母通过对宝宝皮肤的刺激使宝宝身体产生更多的荷尔蒙，促进其对食物的消化、吸收和排泄，加快其体重的增长。

抚触能活动宝宝全身的肌肉，使其肢体长得更健壮。此外，抚触还能帮助宝宝睡眠，减少烦躁情绪。纽约一家医院实行每天拥抱及抚触宝宝的规定后，1岁以下宝宝的死亡率从30%降至了10%。

妈妈在每次为宝宝洗澡前可以抚触宝宝，而给宝宝喂奶1小时后，为防止宝宝吐奶，也可抚触宝宝。抚触者不要留长指甲，接触宝宝身体之前首先要洗净双手，并让自己的双手温暖起来。

月嫂建议抚触宝宝前应准备好一条柔软的毯子，几条干净的毛巾，一瓶宝宝专用的护肤乳液。另外，抚触者还要保持平静的心情。

月嫂还建议，抚触宝宝时抚触者一定要充满爱心，同时还要观察宝宝是否享受，一旦宝宝表示出不喜欢的样子，就应马上停止。一般，一次抚触以20分钟为宜。

那么，妈妈们要怎样更好地抚触宝宝呢？应采用以下步骤为宝宝抚触。

1. 全身运动　全身运动就相当于给宝宝热身。抚触者坐在地板上伸直双腿，再将毛巾铺在腿上，让宝宝仰躺在腿上，头朝抚触者双脚的方向。将宝宝的胳膊在胸前打开再合拢，这能使宝宝放松背部，有利于肺部的呼吸。然后上下移动宝宝的双腿，模拟走路的样子。这个动作可使宝宝大脑的两侧都能得到良好的刺激。

2. 胸膛和躯干　抚触者的双手分别从宝宝的胸部外下侧向对侧肩部轻轻抚触，然后由上而下反复多次轻抚宝宝的身体。这个动作能使宝宝的呼吸循环更顺畅。

3. 胳膊和双手　用一只手轻握着宝宝的左手并将他（她）的胳膊抬起，用另一只手抚触宝宝的左胳膊，从肩膀到手腕，然后将宝宝的手掌和手指打开，进行每一个手指的抚触。左手结束后，再接着对右手做同样的动作。这样做可以增加宝宝胳膊和双手的灵活性。

4. 腹部　轻轻地用整个手掌顺着宝宝的肋骨到骨盆的位置抚触，用手指肚自宝宝右上腹滑向右下腹，左上腹滑向左下腹。腹部抚触能帮助宝宝排气、缓解便秘。

5. 腿部和脚部　用一只手扶着宝宝的左脚踝，把左腿抬起，用另一只手抚触宝宝的左腿，从臀部到脚踝，然后用手掌轻轻抚摸宝宝的小脚丫，从脚后跟到脚趾自下而上地抚触。对左脚、左腿做同样的动作。抚触腿脚能够增强宝宝的协调能力，使宝宝的四肢更灵活。

6. 背部　如果宝宝不反对后背朝上，可以试着让他俯卧在抚触者的腿上，用手掌从宝宝的脖子到臀部自上而下地进行抚触。也可以让宝宝平躺，用一只手托起宝宝的臀部，另一只手轻轻地从脖子慢慢向下揉搓宝宝的脊梁骨。背部抚触有利于增强免疫力。

7. 脸部　用两只手指，由中心向两侧抚摸宝宝的前额。然后顺着鼻梁向鼻尖滑行，再从鼻尖滑向鼻子的两侧。多数宝宝都喜欢这个手法，他们以为你是在和他做游戏。如果你的宝宝表现出不舒服，就先停止做这个动作，隔天可再试一次。

在给宝宝做抚触的时候，可以放一些轻音乐，同时温柔地跟他（她）说话，"妈妈给你捏捏小脚丫""这是你的大拇指……"以刺激宝宝大脑的发育。

值得注意的是，发高烧、骨折、皮肤感染的宝宝都不能做抚触，而患有其他疾病的宝宝是否能做抚触应先咨询一下医生。

产妇哺乳期有哪些食物忌讳

所谓哺乳期的食物忌讳是指，产妇在产后一段时间内少吃或者不能吃的食物。如果过多食用这类食物就会给产妇及宝宝的身体造成损害，下面就给大家介绍几种产妇哺乳期的"忌讳食物"。

1. 产妇不能喝脂肪含量过高的汤汁　高脂肪的汤汁中富含大量的脂肪，过多食用就可能导致哺乳期产妇的食欲和体型大幅暴涨。过高脂肪含量的汤汁也会增加乳汁的脂肪含量。新生儿的器官发育尚不完全，无法完全消化分解乳汁中的脂肪，从而引起腹泻等症状。

2. 产妇不能吃温燥及刺激性较强的食物　常见的辛辣温燥的食物有：韭菜、大蒜、辣椒、胡椒等。这些食物的特征是刺激性较强。应该少吃或者不吃这些刺激性较强的食物，以防出现上火、便秘、回奶等现象。

3. 少喝红糖水　红糖水能补血，还能为产妇提供充足的热量，是上佳的补血益品。但是如果长久的饮用红糖水可能会导致子宫恢复缓慢。正常情况下，产妇在产后大约一个星期左右的时间，恶露会逐渐减少，子宫也开始恢复正常。但是如果久喝红糖水，便会使得恶露血量增加，从而导致产妇开始出现失血的情况，所以产妇喝红糖水大约在产后的 1 个星期左右为好。

4. 产妇应忌生冷的食物　生冷的食物会导致产妇肠胃不适，以及患上妊娠期牙龈炎等疾病。所以产妇在产后不要图一时的凉爽，吃一些冰淇淋、雪糕之类的食物，这些食物不仅会影响到产妇的食欲而且很有可能会使产妇拉肚子，引起一系列的并发症。

5.产妇也不能吃过于咸的食物，身体摄取的盐量过高会导致肾脏分解负担加重，因而导致高血压，引起产妇水肿。但也不应该忌盐——产妇生产后体液流失过多，这样盐分流失的也就过多，所以需要补充一定的盐量。

第八章
月嫂教你怎样
让宝宝安稳入睡

 宝宝为什么爱睡觉

新生儿除了吃奶以外，大部分的时间都在睡觉，在一昼夜中会睡18~22小时（这是一种生理性的抑制过程）。而新生儿的头部相对较大，其重量为出生体重的10%~20%（成人仅2%），但脑沟、脑回尚未形成，大脑皮质兴奋性低，神经活动过程弱，外界刺激相对来说过强，因而大脑易疲劳，这又会使皮质兴奋性进一步降低，从而使他们进入睡眠状态。

一般情况下，新生儿每天的睡眠时间总计18~22小时。但有的新生儿会出现睡眠不安，尤其是有些新生儿会在晚上哭闹、白天睡觉，这时月嫂应帮助产妇查找一下宝宝哭闹的原因。一般来说，可能是环境温度过高、过低，吃不饱，或大小便弄湿了尿布，缺钙兴奋性强等原因所致，或是宝宝还没养成夜间睡眠的习惯，所以出现了白天睡得多，晚上睡得少的现象。想要改变宝宝的这种习惯，月嫂建议家长要有意识地让宝宝白天少睡觉，定时吃奶，或抱或玩等；夜间减少喂奶次数，慢慢地培养起宝宝白天醒、晚上睡的生活习惯。

满月后宝宝的睡眠

睡眠对宝宝的智力发育具有十分重要的作用。这是因为宝宝在熟睡后，脑部的血液流量有明显的增加，能促进脑蛋白的合成。睡眠好的宝宝白天的精神才会好，才能接受更多的新鲜东西。反之，宝宝夜晚睡眠不好，白天的状态就不会好，对周围的一切就提不起精神。此外，睡觉的时候是生长激素分泌旺盛之时，睡眠质量好的宝宝，个子也会高。如果宝宝睡眠质量不好，很容易哭闹，烦躁不安，这样必然会影响宝宝的进食，对宝宝的身体发育造成不良影响。

1个月之内的新生儿，每天的睡眠时间在 16~20 小时，一般 1~4 小时会醒来一次，白天和晚上的大部分时间都在睡；当宝宝长到四个月大的时候，每天的睡眠时间就会有所减少，平均每天睡 14~15 小时，每次睡眠时间为 6~8 小时，以后睡眠时间会随着年龄的增长，相应地减少。到九个月时，宝宝就能一觉睡到天明了。

如果宝宝的睡眠不足，就会反映在身体发育上，所以月嫂提醒家长要定期给宝宝测身高、体重，然后和其他同龄宝宝做一番比较，这样才能知道宝宝是否一切正常。

睡眠状态能反应宝宝的身体是否健康，所以爸爸妈妈们不要认为宝宝睡着之后就没事了。宝宝的睡觉状况会反映出很多疾病，所以月嫂提醒家长们一定要注意观察宝宝的睡眠状况。如果宝宝在睡觉前后有一些异常情况出现，那就说明宝宝可能生病了；正常情况下，宝宝睡着时的状态是，安静、呼吸均匀，如果宝宝出现打鼾声或是脸色发红，就说明宝宝可能是生病了，爸爸妈妈应该采取相应的措施对症下药。

如果宝宝在睡眠中发生打鼾现象，大部分可能是气喘的前兆，应引起家长的重视。除了气喘还有以下病症家长也应予以注意：如果宝宝在睡前表现得十分烦躁，妈妈无论怎么哄都无济于事，即使是哄睡着了，但不久宝宝又会惊醒，触摸宝宝后，感觉其全身发热，且面色通红，这说明宝宝发烧了；宝宝出现嘴唇发红、口干舌燥、手心发热等症状，中医认为这是阴虚肺热所致；如果宝宝睡着之后，仍转来转去睡不安稳，而且伴有口臭、腹部胀满、口干、口唇发红、舌苔黄厚、大便干燥等症状，应及时消食导滞。

许多年轻的妈妈不懂得如何照顾宝宝，特别是在对宝宝睡眠问题的认识上，更是存在许多不足。他们认为无论采取哪种方法，只要让宝宝睡着就好，殊不知采用不正确的入睡方式哄宝宝，会带给宝宝许多害处。

不要摇睡宝宝。这对 10 个月以内的宝宝非常有害，特别是对一个月大的宝宝更不能采取摇睡。因为此时的宝宝大脑尚未发育成熟，摇晃时，会导致大脑和过硬的颅骨相互碰撞，容易造成脑内小血管破裂，引起严重的脑轻微震伤综合征。如果宝宝眼睛里的视网膜受到影响，轻者导致弱视，重者会引起失明。所以，妈妈们不能为了使宝宝尽快入睡，采取摇睡的方式。

不要让宝宝俯睡。因为俯睡很危险，极有可能造成宝宝猝死综合征；宝宝不会自己翻身，无法避开嘴巴和鼻子处的障碍物，这样就会造成呼吸不畅，最终导致缺氧而死；由于宝宝的消化器官发育不完善，俯睡时胃蠕动、胃内压增高，胃内食物就会反流，而当食物反流到呼吸道时，会使原本就很窄的呼吸道阻塞，造成宝宝猝死。

不要开灯睡。开着灯会影响宝宝的睡眠质量，同时也会影响宝宝的新陈代谢。

 ## 让宝宝养成良好的生活习惯

睡眠对于宝宝而言，是成长发育的关键因素。从新生儿到宝宝，随着身体的变化，宝宝的睡眠也在发生变化。在这种情况下，要让宝宝养成良好的生活习惯——只有生活规律了，宝宝的食欲才能旺盛，才会按时吃奶，才会满足身体所需的营养，才能健康成长；只有生活规律了，宝宝才会睡得更香。所以月嫂建议妈妈们在哺育孩子的过程中，要注意对其生活规律的培养，这样才能更好地解决很多问题。

良好的生活习惯，对宝宝的身体和心理发育都会起到至关重要的作用。但培养宝宝良好的生活习惯并不是一朝一夕的事情。最初是利用宝宝的条件反射完成——妈妈在给宝宝喂奶时，宝宝可以从妈妈平时喂奶的姿势和语言上得到引导，开启口腔的功能和胃的蠕动，开始分泌消化液，而在经过多次之后，宝宝的神经系统和消化系统就会建立联系，这会使宝宝一看到妈妈准备喂奶时，他（她）就会产生一系列的条件反射，而睡眠也是如此。到了宝宝的睡觉时间，妈妈要把灯光调得很暗，然后轻拍宝宝的身体，或者轻声哼唱儿歌，宝宝在这种状况下会很快入睡。以后每次都这样做，宝宝看到灯光变暗或妈妈轻唱儿歌、轻拍他（她）的身体，他（她）就会感觉到困意，至此睡觉习惯就形成了。

 ## 枕头是保障婴儿充足睡眠的好帮手

婴儿该不该睡枕头？应睡什么样的枕头？以往的观点是，认为婴儿期的宝宝不用睡枕头，但是现在的观点认为婴儿期的宝宝应睡枕头。这是由婴儿的生理特点所决定的。并且，随着婴儿的月龄增长，也应该适量的为婴儿加高枕头，但要有度。

对此，月嫂建议，枕头的高度应以婴儿仰卧时头与躯体保持水平位或头略高于躯体水平位为准，枕部与床面的距离为 5 厘米左右，枕头既不能过高，也不能过低。过高会使宝宝的脖子向前弯曲，易引起宝宝呼吸困难；过低会使宝宝的头向后仰，如遇呕吐易引起宝宝窒息。枕芯一般选用透气性好的原料，质地不要太硬，以谷壳类为好，最好不要用太空棉、腈纶棉、书本等。此外，也有观点认为枕头太硬不利于宝宝的大脑发育；还有观点认为不能用定型枕头。

为什么要注意宝宝的睡卧姿势

由于婴儿的头骨处在发育时期，错误的固定睡眠姿势可造成头形的改变，而异常的头形会影响宝宝的相貌，甚至会影响宝宝的大脑发育，所以要给宝宝不断地更换左右侧卧和仰卧位置。更换卧位可采用多种方法，如每天定时更换或每周、每10天交替更换。月嫂在做这些工作的同时，也要让示范给产妇，让她了解并及时处理这个问题。

第九章
月嫂的妇幼保健
与疾病防治

 月嫂告诉你如何通过大小便观察宝宝身体健康

对新生儿粪便的观察，也是月嫂在护理新生儿时必须要做的。因为患病的新生儿的粪便会有所变化，通常表现为以下几种。

1. 海水样便　这种大便通常呈暗绿色，较稀，像海水一样。宝宝出现这种粪便的原因，很可能是因为宝宝患了假膜性肠炎。由于腹泻次数的增多，大便中会带有膜样组织和黏液，并带有腐臭味。如果患儿的发病比较急，并伴有呕吐或者高烧的现象，病情就已经很严重了，必须及时送到医院进行急救。

2. 蛋花样便　这种大便呈蛋花样，这通常是因为宝宝消化系统不正常导致的。这时宝宝的排便次数较多（每天排5次以上），且伴有酸臭味。如果出现了蛋花样便就应该立刻带宝宝去医院进行治疗。

3. 水样便　这种大便通常呈水样，这往往是因为宝宝患上了秋季腹泻，又名为轮状病毒性肠炎。这时宝宝会排出淡黄色的水样便或者白色水样便。而且排便的次数减少，排便量却相对较多，闻起来无腥臭味。但这时宝宝通常会伴有发热、咳嗽、咽部充血等上呼吸道感染症状，所以遇到这种情况时，也应及时送宝宝去医院做仔细检查。

4. 豆腐渣样便　这种大便通常呈黄色，有时也会呈豆腐渣样。这往往是由于宝宝感染了白色念珠菌所致，而出现豆腐渣样便的宝宝也应立刻送到医院治疗。

5. 泡沫便　这种大便通常呈棕黄色水样，且带有大量泡沫，还伴有强烈的酸味。这通常是因为宝宝吃了过多的淀粉类食物，例如米糊、蛋糕等，由于细菌在宝宝肠内发酵，产生了较多的二氧化碳，致使宝宝的。一旦出现这种情况，妈妈应及时调整宝宝的饮食结构，必要时需送医院诊治。

如果婴幼儿小便的颜色呈现出淡柠檬色或者麦橘色则说明是正常的，如果呈现出较黄的颜色，甚至橙色、粉色就说明是有问题的，或者是小便中带有白色浑浊物体，应该赶快带宝宝去看医生。

通常来说，婴幼儿小便的味道应该近似氨气的味道（有点像消毒液的气味），而且这种味道往往不会立刻显现，需要放一段时间，家长们才会闻得到。而随着宝宝逐渐长大，他小便的次数会越来越少。如果某一天妈妈发现自家宝宝的小便次数突然地增加，而其饮水量又没有增加的话，妈妈们就要注意了，宝宝很可能已经生病了，应及时带宝宝去医院检查。

如果宝宝小便时不顺畅且哭闹，这很可能是因为排尿有痛感或有尿不尽等不适的情况所致。妈妈们也应及时带宝宝去看医生。

 新生儿出现咳嗽后月嫂如何解决

新生儿突然咳嗽，通常是由以下几个原因造成。

1. 积痰　婴幼儿还不会吐痰，即使痰液已经被咳出，通常宝宝也都还会将痰液吞下。所以爸爸妈妈在听见宝宝咳嗽时，可以轻轻抱起宝宝，用手掌轻轻地拍打宝宝的背部，从上到下，或者从左到右有规律地拍打。如果拍到某一部位时，宝宝就开始咳嗽，这就说明宝宝的痰液就积聚在此处，应重点拍此部位（痰液多数积在肩胛部位，这是因为肺底部非常容易积痰）。只要有痰的刺激，宝宝就会咳嗽，而一旦痰液被排出，宝宝的咳嗽就可以得到缓解。注意，拍背这一举动最好在宝宝刚睡醒或临睡前进行。

2. 风热咳嗽　针对风热咳嗽，并同时伴有咽痛、扁桃体发炎的宝宝，妈妈可以采用脚底按摩的方法给宝宝进行治疗。

具体操作方法：按上下顺序来回搓宝宝的脚心，每只脚大概搓 30 下左右。并且，每个脚趾都上下按摩 20~40 下。值得注意的是，要重点按摩脚面大脚趾根部两侧的部位，因为宝宝扁桃体发炎时，这个部位就会疼。通常，每只脚按摩 5 分钟左右。

按摩后，宝宝咽喉肿痛的症状会明显减轻；按摩后，要及时给宝宝喝温开水，也可以喝淡淡的盐开水。每天坚持给宝宝按摩两次，再配合食疗，宝宝会很快恢复健康。

 月嫂告诉你为什么要定时给新生儿量体温

月嫂护理新生儿时会经常给新生儿测量体温，以随时观察新生儿的身体状况。为新生儿测量体温的最佳部位有：口腔、颈前、腋下或肛门处。口腔或肛门处测得的体温相对比较准确，但颈前或腋下测量体温则更方便、安全。

测量体温时，解开宝宝的衣服，将体温表的水银端轻轻放置宝宝腋窝深处，让宝宝使屈臂夹紧体温表，5 分钟后将体温表取出。测量体温时需注意，一定要将体温表放在宝宝腋窝深处并紧贴皮肤，只有这样温度才会测得准确。宝宝的正常体温通常为 36~37.4℃，超出 37.4℃ 则属发热。38℃ 以下属低热，38~39℃ 属中等热，39℃ 以上则是高热。对于发热的宝宝应该每隔 2~4 小时就为其测量 1 次体温，在吃完退热药或者采用物理降温法后 30 分钟再为其测量 1 次体温，以随时观察宝宝体温的变化。

虽然宝宝的正常体温是37℃左右，但一天中不同的时段宝宝的体温会有上下变化。例如，有的孩子在数小时内体温会上下相差近2℃。这是因为，孩子吃饭、喝开水、哭闹、运动，或者室内温度过高，衣服、被子太厚等都会影响其体温的准确性。宝宝们通常清晨时体温最低，下午或傍晚时体温最高。因此，正确地测量体温的时间是在孩子安静时、用餐后或运动后30分钟左右。现在有一种可以粘在宝宝前额的测体温试纸，使用起来也非常方便。但是，不管采用哪种方式为宝宝测量体温，只要宝宝的体温达到38℃，就应立即采取正确的降温措施为其降温或带其去医院及时就医。

月嫂通过什么方法让宝宝停止了哭闹

有人认为，哭闹是婴儿的一种本能表现，不代表任何意义。也有人认为婴儿哭闹是因感到饥饿或者寒冷的生理反应。而月嫂会告诉产妇，宝宝不同的哭声其实代表着宝宝身体、心理方面的不同需求，如下面几种常见的婴儿哭声。

1. 我饿了　哭声特点：由弱变强或者由强变弱，这种哭声通常比较规律，并伴有噘嘴歪头或者向周围探寻的动作。这是宝宝最常见的哭闹原因之一。月份较小的宝宝通常表现为规律不急促的哭泣，同时伴有吸吮的动作，就是小宝宝发出“我饿了”最常见的信号。

2. 我很不舒服　特点：哭声短促而又急切，且哭声不规律。这里所指的不舒服不单单是指宝宝生病了，动作不舒服同样是造成他（她）不舒服的原因，如姿势不舒服或者尿布湿了等。妈妈听见这种哭声时，要帮宝宝调整一下姿势，或者更换一下尿布。

3. 我累了　哭声特点：哭声拖长而不连贯。宝宝感到疲惫时，会发出拖长音的哭声，如果此时他（她）伴随着揉眼睛和打哈欠的动作，就是在向妈妈发出信号，我累了，我要睡觉。此时，妈妈应该立即安抚并协助宝宝入睡，免得宝宝躁动后不容易睡着了。

4. 我害怕　哭声特点：短促的哭，声音较尖，通常比较急迫，并常伴有躯体缩成一团的举动。如果宝宝出现这样的哭声，就要仔细看看是不是宝宝周围的环境刺激到宝宝了，比如嘈杂尖锐的声音、强烈的灯光，或者突然的剧烈移动。如果是这样，应抱起宝宝，轻抚她的后背，待周围的环境平静下来，宝宝的哭声也就会停止。

5. 我寂寞了　哭声特点：声音相对较低，并伴有"m"音。引起这种哭泣的原因大多是宝宝的心理需求没有得到满足，即这种哭声也可以理解为是宝宝对家人的一种撒娇手段。这个时候妈妈们可适量给予宝宝更多的抚慰和关注，让宝宝体会到妈妈的关心，并感受到强烈的安全感，这样宝宝慢慢地就会停止哭闹。

6. 我生病了　哭声特点：连续哭闹2个小时甚至更长的时间。如果宝宝突然在某天毫无理由地连续哭闹，而且无论利用何种方法哄抱都毫无效果，这时就要考虑带宝宝去医院检查一下了。对于一个不会说话的宝宝来说，如果身体感受到疼痛其最直接的表现方式就是强烈而持续的哭声。建议家长们详细地记录宝宝的日常饮食以及活动情况，而且要熟悉每个时期的宝宝常见的疾病，这样就可以快速地找到宝宝"哭声"的根源所在。

 ## 宝宝疾病防治：月嫂要做宝宝健康的"守护神"

未满28天的宝宝被称之为新生儿，这时的宝宝如果不幸生病，就会令年轻的父母非常惶恐。新生儿生的病有大有小，有的治疗需要分秒必争，有的治疗则需要慢慢来。月嫂要将新生儿常见的疾病以及预防与处理方法告诉给产妇及家人，同时也要帮助产妇对新生儿做细致观察。以下是几种新生儿常见的疾病。

1. 新生儿湿疹　新生儿湿疹一般发生在面部两侧（前额、下颚，耳部也偶有发生），其具体症状表现为：刚开始时是一些红疹，慢慢开始渗出，并伴有黄色的分泌物、结痂。诱发新生儿湿疹的原因有很多，包括饮食、气候、接触过敏物等。其中牛奶、花粉、寒冷天气、化学物品、肥皂、洗涤剂等是最常见的诱发体。

为了避免这种疾病就要避免有刺激性的物品接触宝宝的皮肤。切记，不要用碱性肥皂和过烫的水冲洗患处，也不要涂抹任何护肤品。衣服要穿得宽松些，以全棉织品为好。

新生儿湿疹一般在 4~6 个月后会逐渐自愈，但也有部分宝宝要到 1 岁才好转。

2. 新生儿肺炎　肺炎是婴幼儿时期的一种常见病。宝宝年龄越小发病率就越高，发病人群通常是佝偻病、贫血、营养不良或患有先天畸形的新生儿。但肺炎并没有很好的防治方法，下面给大家介绍几种症状的识别方法。

（1）新生儿患肺炎时，不会出现明显的发烧、咳嗽、气喘等症状，通常只表现为吸吮差、容易呛奶、哭声较轻或不哭，嘴里会像螃蟹一样吐泡沫等。

（2）新生儿患肺炎时会出现胸凹陷，具体表现为，吸气时胸壁明显下陷，这是病情严重的表现。为了准确起见，以上现象要在宝宝安静的状态下进行观察。

3. 新生儿病理性黄疸　在新生儿黄疸中，有少数宝宝一出生就出现了黄疸，或在出生后 24 小时内出现明显黄疸，且黄疸程度比较重，黄疸的时间比较长，或者黄疸消退后重新又出现。一旦出现以上情况，父母要及时带宝宝就医。

生理性黄疸一般不需治疗，几天后会自然消退。不过，也会有特殊的情况，比如有些喂母乳的孩子的黄疸会持续一段时间，有的甚至长达数月，这种情况被称为母乳性黄疸。通常，母乳性黄疸对宝宝的影响不大。但是，黄疸严重时需暂停母乳 3~4 天。这样，新生儿的黄疸就会得到明显地减轻或逐渐消失。

病理性黄疸往往在宝宝皮肤发黄的同时，还伴有不爱吃奶、精神不佳、吸吮力弱、呕吐腹泻、发烧或体温低、大便颜色发白等症状。一旦怀疑孩子是病理性黄疸，就应及时带宝宝去医院进行详细检查。

4. 新生儿化脓性脑膜炎　新生儿化脓性脑膜炎是新生儿期严重感染的病症之一，与败血症有着很密切的关系。本病的死亡率非常高，后遗症也很多。

新生儿患脑膜炎后，具体表现为：易惊、易激动，阵阵尖哭，继而转为嗜睡、吐奶（为喷射性呕吐）、后背发直，而且全身伴有抽搐等症状。新生儿化脓性脑膜炎的病死率在 50% 左右，并会诱发脑积水、肢体瘫痪、智力障碍等症状，一旦宝宝出现上述表现，应立即送往医院进行诊治。

新生儿的脐带为什么出血

新生儿脐带出血通常是由这以下原因造成。

1. 由于脐带脱落使新生儿周边肉芽组织遭到破坏而出现渗血，这种情况比较常见，经常会继发感染。当这种情况出现时，月嫂需用百分之三左右的聚乙烯醇醚络碘溶液在宝宝的渗血处进行擦洗。如果有必要还可以使用抗生素、维生素 K 等药，以加快肉芽组织的恢复，但要在医生的指导下进行。

2. 因为脐带相对粗大，所以在干缩后容易失去束缚导致脐动脉出血的状况发生。这种情况比较少见，多在出生后 1 天的时间内发生。当出现这种情况时，医生应该在宝宝的肚脐凹处重新进行处理，而且要给脐带重新结扎，把出现断裂的血管进行缝扎，防止因为出血过多而诱发贫血。

夏天要怎样防止新生儿长痱子

夏季温度高，天气燥热，非常容易出汗，新生儿又会常常大哭，而且新生儿的皮肤特别娇嫩，所以很容易生痱子。痱子会形成小脓包，脓包破了之后还可能会导致败血症危及到婴幼儿的生命，所以一定要防止宝宝生痱子。

那么，在夏天要怎样做才能防止宝宝生痱子呢？

1. 夏天天气燥热，所以月嫂会要将新生儿放在比较阴凉的地方，并尽量不让新生儿大哭，以免他们出大量汗。

2. 月嫂会用温水给新生儿擦洗，并使用婴幼儿专用的香皂进行杀菌。在洗浴结束后，她还会用干软的毛巾将宝宝的全身擦干，然后在宝宝皮肤的褶皱处和爱出汗处抹上爽身粉，以时刻保持宝宝身体的干燥。

3. 如果宝宝的头部非常爱出汗，月嫂会建议把宝宝的头发剪掉，以减少宝宝的出汗量。

4. 如果痱子到最后长成了小脓包，一定要立即进行处理。但月嫂不会对脓包进行挤压，以防止脓包破裂使里面的不良液体覆盖到全身形成整体感染，甚至引发败血症，危害到宝宝的生命。长成脓包后，月嫂可以先用75%的酒精在伤口处进行涂抹，将脓包小心地弄破后再用百分之一的龙胆紫涂抹，如果有必要，还可以喂宝宝一些清热解毒的药物或者一定的抗生素（要在医生的指导下进行）。如果宝宝出现高热或者精神萎靡等异常的情况，则要立即到医院进行检查，要谨防败血症的发生。

婴幼儿憋气时怎么办

宝宝在出生后的 2～20 天内会发生憋气现象，而且早产儿发生的频率要高于正常出生的宝宝。宝宝憋气时会有呼吸停滞、四肢软弱无力的表现。当宝宝憋气时间超过 15 秒时，称之为"呼吸暂停"。而宝宝出现憋气的主要原因是由于新生儿大脑还没有发育成熟，所以当有寒气入侵或者肺部有炎症时宝宝就会出现憋气现象。

宝宝憋气时身体内的气血交换会停止，造成体内缺氧。当缺氧的时间超过 30 秒时就容易发生生命危险。所以一旦出现这种情况，而家长还没来得及请医生或护士到场时，月嫂要建议家长对宝宝进行人工呼吸来刺激宝宝的呼吸，并将室温保持在 26～28℃。如果经过处理还没有出现好转或者在接下来的时间中频频出现憋气现象，家长就要及时地将宝宝送到医院进行相关的检查和治疗。

 新生儿打嗝怎么办

通常，新生儿打嗝由以下原因导致：由于护理不当，让宝宝"喝了冷风"而打嗝；乳食不当，致使宝宝的脾胃功能减弱，胃气上逆而打嗝；进食过于急切，或者是在啼哭之后进行哺乳也可能会使宝宝出现因为哽咽而诱发的打嗝。若是宝宝平常没有打嗝现象而突然打起嗝来，并且声音高亢还具有连续性，这种情况大多是因为受凉导致。此时月嫂可以给宝宝喝点热水，并注意为其保暖，这样，打嗝往往就会不治而愈；如果打嗝的时间过长或者过于频繁，可以在热水中放入橘皮，等到水温适宜时再喂给宝宝，这样多半也会止住打嗝。如果是因为消化原因，在打嗝时会有酸腐的气味发出，此时月嫂可以用消食导滞的方法来护理宝宝，等到食物消化了，气息理顺了，打嗝自然就会停止。

 光污染会伤害宝宝的眼睛

说到污染，人们首先想到的一定是环境污染。但是对于一切都还在发育阶段的宝宝来说，有一种污染的伤害也很大，因为它会影响到宝宝的眼睛，这种污染就是光污染。

黄斑区是人眼视网膜上最敏感的区域，一旦黄斑病变，轻则致使人的视力大幅度下降，重则导致人失明。蓝光对于黄斑区有很大的影响，而生活中如太阳光、灯光、电脑显示器、大屏幕手机等都包含蓝光成分，这些都会对婴幼儿的眼睛造成一定的伤害。而且蓝光对眼睛的伤害是一点一点积累的，短时间内根本不能被发现。角膜是附着在黑眼球表面的一层透明薄膜，只有通过角膜成像我们才能看见世界。所以角膜一旦被损伤，对视力的影响也非同一般。日光和灯光都会对宝宝的角膜造成伤害，所以月嫂要提醒家长在使用灯光时一定要注意。

 什么情况下不宜给宝宝剪头发

正所谓"牵一发而动全身"，对于宝宝来说，在剪头发的过程中如果出现什么不慎，不仅会伤害到宝宝的头皮，还有可能会因此而导致细菌感染。而要想避免这种情况的出现，月嫂应提醒家长注意以下几点。

1. 3个月内的宝宝不宜剪头发。新生儿对细菌和病毒都没有较强的抵抗力。如果过早地给宝宝剪头发而不小心弄伤了宝贝的头皮就会引起细菌感染，从而引发皮炎、毛囊炎等一系列炎症。所以，家长尽量不要给3个月内的宝宝剪头发。

2. 夏天不宜给宝宝剪头发。头发是人体大脑的天然屏障，能够对头皮起到一定的保护作用。没有了头发，夏天强烈的阳光就会直接照射到宝宝娇嫩的皮肤上，时间一长就会损伤宝宝的头皮。所以，夏天尽量不要给新生儿剪头发。

3. 宝宝感冒时不宜剪头发　感冒过后，头部更容易被风邪入侵，此时剪头发很有可能会加重感冒。所以，宝宝感冒时尽量不要给其剪头发。

4. 宝宝的头垢还没有清理干净时不宜给宝宝剪头发。

给宝宝剪头发的过程中，如果不慎将其头垢带下来，会给宝宝带来痛感。如果此时一定要给宝宝剪头发，要尽量在宝宝的发根处留出5mm左右的头发来保护头皮。

 ## 给宝宝剪发时要注意的细节

理发工具一定要保持清洁，否则很容易因细菌感染而引发各种疾病；不要说"好了，马上就剪完了"等负面话语，这样不但不会起到安抚宝宝的作用，反而还会使宝宝更加不安（剪发时如果宝宝哭闹，转移宝宝的注意力就可以）；剪发动作要轻柔，剪发要用圆头的剪刀，免得将宝宝的皮肤弄破；不要直接用水弄湿宝宝的头发，而是用梳子沾水，将宝宝的头发弄湿润，但要避免感冒；给宝宝剪发的时间最好能够控制在4分钟之内。

 ## 什么是新生儿生理性体重下降

新生儿出生的第一周由于进食比较少，同时会通过皮肤和肺等途径造成不显性失水，再加上排出了大小便，所以在出生后的一周内新生儿的体重会有所下降，但不会超出体重的8%。而随着产妇乳汁的增多，宝宝的进食和体重也会相应的增加。通常，生理性体重下降约在10天左右恢复正常。所以，月嫂会告诉家长不必为此担心。

 ## 什么是新生儿胎脂

宝宝出生时皮肤上会覆盖一层胎脂，颜色为白色，多少不一，胎质对皮肤具有一定的保护作用。这种胎脂在宝宝出生后的几个小时内就会被宝宝逐渐地吸收，月嫂会告诉宝宝的父母，不必对此急于洗去。但如果宝宝的头皮、腋下或其他地方胎脂过多没有被吸收掉或胎脂里带有血迹时，应该用湿毛巾轻柔地擦去，然后涂上些许植物油，但植物油要消毒。

 ## 宝宝穿衣服过多有什么害处

人们都知道，穿衣应根据不同季节、随着天气的冷暖而增减。但多数家长总怕宝宝受冷挨冻，常给宝宝穿很多的衣服，可是家长却不知道衣服穿得过多对宝宝有诸多弊端。因此，月嫂建议不要给宝宝穿太多的衣服。

首先，宝宝较新生儿期有更多的活动。如果妈妈给宝宝穿太多的衣服，宝宝就很容易出汗。汗水浸湿内衣，湿衣服就会冰凉地贴在孩子身上，这样孩子就非常容易感冒，甚至会引发气管炎、肺炎。此外，有时包裹得太多太厚，还会引起"宝宝闷热综合征"，严重时甚至会危及生命。

其次，宝宝穿得太多，活动会不方便，这样就会妨碍其运动功能的发育。

实际上，正常的婴儿与成人的体温相同，只是婴儿的体温调节中枢功能尚不完善，对过热、过冷的调节能力较差而已。因此，宝宝平时的穿着只要比大人稍微增加一点就可以了，不必穿得过多。

总之，给宝宝穿衣要适当，不能过多，也不能过少。

 ## 妈妈应该怎样为宝宝选择奶具及为奶具消毒

人工喂养是离不开奶具的，月嫂建议这样为孩子选择奶具。

奶瓶以玻璃制品为宜，要刻度清楚，又便于清洁刷洗及消毒的。

奶嘴以乳胶奶嘴为好，因为乳胶材质的奶嘴不含可溶性有毒物质，不发黏，不变形，没有特殊气味，易于被宝宝接受。从形状上看，仿生奶嘴较为合适，其膨大的底部很像乳房的乳晕，宝宝吸吮时与生理哺乳相近。

妈妈要为宝宝准备 2 个奶瓶，4 个奶嘴，2 把瓶刷，1 个奶锅（搪瓷或铝锅），小杯、小勺各 1 个。而对于奶具的消毒一般家庭都以煮沸消毒为主。凡当日所用到的奶具都要煮沸 15 分钟，而奶嘴可待水开后扔进去，煮 5 分钟即可达到消毒的目的。值得注意的是，夏天最好每次用前都消毒 1 次。

 ## 怎样喂宝宝吃药

宝宝出生后，难免会身体不适需要服药，但因孩子很小，所以在给孩子喂药时一定要小心，对此，月嫂会帮助产妇并指导产妇如何给孩子喂药。

首先，给宝宝喂药前要查对药名和剂量，如果是水剂应摇匀后再喂。

其次，给宝宝喂药时，不要把药放在奶瓶里和奶粉一起喝，这样既不利于药物的吸收，又影响宝宝的食欲；也不要将药粉蘸在奶头上让宝宝吃。如果是片剂，要先把药片研成细末，放入小勺中加少许白糖，用几滴水调成稀糊状。然后让宝宝仰卧床上，或家长斜抱着，头稍歪向一侧，并将其固定，用手捏住宝宝的下巴，然后用小勺紧贴宝宝的嘴角轻轻灌入，等宝宝咽下再放开下巴。喂完药后再喂些水，以冲淡口腔里的药味。而鱼肝油可直接滴在宝宝嘴里，用温开水冲下就可以了。

此外，还有一种情况，就是药虽已送到宝宝嘴里，但他却不咽或吐出来，这时最好将小勺在他的嘴里多停留一会儿，等宝宝把药咽下去后再抽出小勺。如果宝宝把药吐了出来，要根据吐出量的多少进行补喂。喂完药后，要多给宝宝喂水，以使药在宝宝的胃中充分溶解，尽快吸收。

应特别注意的是，对于哭闹、不愿吃药的宝宝在其大声哭闹或正在吸气时不能强行喂药，以防药物呛入宝宝的气管。